Maternidade no Congelador

Dra. Ana Lúcia Beltrame

Maternidade no CONGELADOR

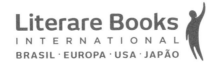

Copyright © 2020 by Literare Books International.
Todos os direitos desta edição são reservados à Literare Books
International.

Presidente:
Mauricio Sita

Vice-presidente:
Alessandra Ksenhuck

Capa:
Thiago Almeida

Diagramação:
Paulo Gallian

Revisão de texto:
Ivani Rezende

Diretora de projetos:
Gleide Santos

Diretora executiva:
Julyana Rosa

Relacionamento com o cliente:
Claudia Pires

Impressão:
Impressul

Dados Internacionais de Catalogação na Publicação (CIP)
(eDOC BRASIL, Belo Horizonte/MG)

Beltrame, Ana Lúcia.

B453m   Maternidade no congelador / Ana Lúcia Beltrame. – São Paulo, SP: Literare Books International, 2020.
112 p. : il. ; 14 x 21 cm

ISBN 978-85-9455-274-7

1. Gravidez. 2. Maternidade. 3. Tecnologia da reprodução humana. I. Título.

CDD 618.2

Elaborado por Maurício Amormino Júnior – CRB6/2422

Literare Books International
Rua Antônio Augusto Covello, 472 – Vila Mariana – São Paulo, SP.
CEP 01550-060
Fone/fax: (0**11) 2659-0968
site: www.literarebooks.com.br
e-mail: contato@literarebooks.com.br

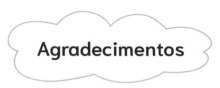

Agradecimentos

Agradeço aos pacientes que confiam sua saúde aos meus cuidados e contribuem diariamente com meu crescimento profissional e pessoal.

Agradeço a minha equipe fantástica, da Clínica Ella Saúde, que me permite cuidar com tanto profissionalismo, zelo e carinho dos nossos pacientes. Sem essa equipe, nada disso seria possível.

Agradeço ao meu querido marido João Frederico, meu anjo da guarda e meu parceiro de vida e profissão, por me apoiar e fazer parte deste e de todos os projetos da minha vida.

Agradeço aos profissionais Luciana Leis, Patrícia Simões Santana e ao Dr. Rafael Aron Schmerling, que tanto contribuíram com sua *expertise* para a realização desta obra.

Agradeço aos meus amados filhos Rafael e Guilherme, pela paciência e compreensão com minha ausência em tantos momentos e por fortalecerem meu amor como mãe, mulher e médica.

Agradeço aos meus queridos pais pela vida, pela oportunidade de estudar e por estarem sempre ao meu lado em todos os momentos da minha vida.

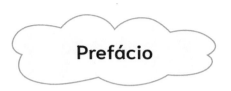

Prefácio

Não sou mãe. Mas não descarto a possibilidade de engravidar. Quando? Na hora certa. Naquele momento em que a gente nunca sabe quando será, porém sabe identificar quando chega. E o congelamento de óvulos permite ajustar os ponteiros da vida para que a gravidez possa acontecer no momento em que a mulher se sentir preparada para gerar um ser.

A realidade das mulheres mudou. Elas ganharam o mundo, têm conquistas pessoais, traçam planos profissionais, almejam a independência financeira e se tornaram mais competitivas no mercado de trabalho. O mundo ficou muito convidativo. Agora são donas das suas escolhas. E isso é importante: decidir o seu tempo e o que vai fazê-las felizes.

Porém, nada disso atrasa o relógio biológico. Em algum momento da vida é preciso pensar sobre o desejo de ser mãe. Com a medicina a favor, a maternidade pode esperar. Por isso, tomei a decisão de congelar meus óvulos.

Dra. Ana Lúcia é a pessoa que eu escolhi para preservar minha fertilidade porque, além de competência e credibilidade, ela vai além. Ana transborda generosidade, gentileza e paciência. Ela representa a união perfeita de profissionalismo com sensibilidade.

Entende a mulher. Gosta de gente. E não conheço quem não goste dela.

Também admiro o trabalho social feito por ela em divulgar a importância da preservação da fertilidade. Muitas mulheres têm a possibilidade de realizar o sonho de serem mães porque tiveram acesso às informações sobre congelamento de óvulos.

Este livro é mais um belo capítulo na trajetória da Dra. Ana em levar conhecimento e alento para as mulheres. É impossível não se emocionar e não se identificar com as histórias narradas aqui. Inclusive com a história da própria Ana Lúcia.

Ela é mais do que médica, é semeadora de esperança. Em cada fertilização, um sonho está sendo depositado no coração das mulheres. E quando a tão sonhada gravidez não acontece, a médica e a amiga Ana oferece o seu ombro para consolar.

Para as leitoras que querem engravidar, eu desejo que não vejam a maternidade como uma obrigação, e sim como um dom. Um precioso dom.

Tornar-se mãe vai além de gerar uma criança. Ser mãe é abraçar o outro como parte de si.

Abençoada seja a sua busca pela maternidade! Que vocês experienciem a mais profunda felicidade em equilíbrio e harmonia com a vida!

Ellen Rocche, atriz.

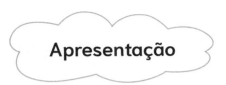

Apresentação

Meu nome é Ana Lúcia Beltrame, sou médica ginecologista e obstetra há mais de vinte anos. Minha especialidade é facilitar o nascimento de novas vidas. Tanto dos recém-nascidos quanto das mulheres que nascem novamente quando se tornam mães.

Fico honrada quando os pacientes me procuram. Sinto-me privilegiada por ter sido escolhida e o mínimo que posso fazer por eles é me dedicar 100% na consulta. Este livro foi escrito com o mesmo empenho que aplico nas minhas consultas. E possui objetivos semelhantes a meus atendimentos: auxiliar pessoas e melhorar a qualidade de vida delas.

Nem sempre minha dedicação é suficiente para resolver os problemas que me são apresentados, principalmente quando se trata de reprodução humana. A Medicina Reprodutiva é uma ciência nova e temos várias lacunas a serem preenchidas. Os temas médicos abordados neste livro, as histórias das pessoas e o relato de outros profissionais estão aqui com a finalidade de esclarecer dúvidas, desfazer equívocos, combater preconceitos e trazer mais conhecimento sobre a Reprodução Assistida, tema importante, mas ainda repleto de tabus e questionamentos.

Esta obra não tem pretensão literária. Minha intenção é divulgar minha experiência e meu conhecimento como médica para o maior número possível de pessoas. As histórias aqui contadas são verdadeiras, os nomes dos envolvidos foram alterados para preservar o anonimato, mas a essência dos acontecimentos foi mantida. As histórias pessoais tornam tudo mais real, mais próximo de todos nós. Assim sendo, decidi começar este livro com uma história: a da Valéria.

Histórias como a da Valéria sempre me emocionam. No meu dia a dia, lidando com tantas mulheres que sonham em ser mãe, percebo como a frase da jornalista Oprah Winfrey é verdadeira: "Biologia é a última coisa que torna alguém mãe".

É inegável o desenvolvimento de procedimentos médicos, os quais permitem às mulheres com dificuldade para engravidar gerar uma criança. Mas a medicina ainda não conseguiu criar em laboratório o instinto materno.

Tornar-se mãe vai além da capacidade de conceber um bebê. Tornar-se mãe tem a ver com a capacidade de amar e cuidar de uma criança.

A história da Valéria representa as mulheres que são mães sem nunca terem engravidado. Mas existem outros tipos de mulheres e desejos, como aquelas que querem ser mães experimentando o processo biológico de engravidar.

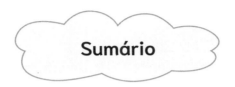

Sumário

CAPÍTULO 1.................................15
Na adoção, o ventre da mãe é o coração.

CAPÍTULO 2.................................23
Tornar-se mãe vai além da capacidade de conceber um bebê. Tornar-se mãe tem a ver com a capacidade de amar e cuidar de uma criança.

CAPÍTULO 3.................................29
Eu estava mais aliviada, pois ainda poderia realizar o desejo de ser mãe. Minha idade já não era um cronômetro com contagem regressiva que me avisaria que eu não poderia ter um filho.

CAPÍTULO 4.................................37
Um óvulo não é um bebê. O óvulo é apenas uma célula.

CAPÍTULO 5.................................45
Feliz é aquela pessoa que escolheu ser feliz.

CAPÍTULO 6 57

Quanto maior a quantidade de informação, menor será a dor da frustração.

CAPÍTULO 7 67

Como a reprodução assistida é um tema tabu, ainda envolto em uma nuvem de preconceito, existem muitas informações equivocadas sobre tudo o que envolve esse assunto.

CAPÍTULO 8 79

Paternidade no congelador. Mês após mês, o mesmo roteiro: esperança seguida de decepção. A desilusão vermelha.

CAPÍTULO 9 87

Continuo acreditando que toda forma de amor vale a pena.

CAPÍTULO 10 95

Passado o choque inicial, tentei organizar meus pensamentos. E o primeiro deles foi: eu preciso viver.

CAPÍTULO 11 105

Minha vida não teria sentido se eu não fosse médica. Medicina não é uma profissão, é um estilo de vida.

> **"Biologia é a última coisa que torna alguém mãe."**
>
> — Oprah Winfrey

CAPÍTULO 1

> **Na adoção, o ventre da mãe é o coração.**

Meu nome é Valéria*. Sempre ouvi falar que a vida começa aos 40 e minha vida recomeçou nesta idade. Casei-me aos 40 anos, com um homem dez anos mais novo. Nosso primeiro ano de casamento foi maravilhoso. Viajamos muito e aproveitamos intensamente nossa fase de recém-casados.

Com um ano de casada, reacendeu em mim o desejo da maternidade. Eu queria e precisava ser mãe. E essa vontade não era só minha. Meu marido também sonhava em ser pai. Passamos um ano tentando ter filhos pelas vias convencionais. E o sonho de me tornar mãe parecia cada vez mais distante.

Procurei um ginecologista e fiz todos os exames necessários para saber se eu poderia engravidar. Os resultados revelavam que estava tudo bem comigo. Meu marido também fez alguns exames, entre eles o espermograma, e também estava tudo normal.

Continuamos alimentando o desejo de termos um filho. Porém, o tempo passava e não conseguia engravidar. Quando já estava com quase 43 anos, repetimos os exames. Dessa vez o resultado do espermograma deu alteração. Numa linguagem leiga, dizemos que o espermatozoide do meu marido estava "lento".

Analisando o resultado dos exames do meu marido com o fato adicional de eu ter mais de 40 anos, meu médico foi categórico: "—Você não vai engravidar pelas vias normais. No seu caso, recomendo fertilização, bebê de proveta".

Eu e meu marido ficamos impactados com aquela afirmação. Fertilização ou bebê de proveta eram coisas distantes da minha realidade. Conversamos bastante sobre a Fertilização in Vitro. Ainda não havíamos cogitado essa possibilidade. Fomos pesquisar para saber mais sobre o assunto. E chegamos à seguinte conclusão: teríamos dois filhos. O primeiro pela fertilização; algum tempo depois, adotaríamos uma criança.

Decisão tomada. Meu sonho era engravidar; meu marido sempre quis adotar uma criança. Realizaríamos o sonho dos dois.

Procurei um profissional indicado por uma amiga. Fiz duas tentativas de engravidar por fertilização. Passei mal nas duas experiências e não engravidei. Procurei nova profissional. Essa médica me avaliou e, de maneira delicada, me disse a verdade: "— Valéria, seus óvulos já estão envelhecidos. É perda de tempo e de dinheiro continuar coletando os seus óvulos. Vamos tentar uma ovodoação, um processo em que a gente pega um óvulo doado por uma mulher mais jovem e acresce ao espermatozoide do seu marido".

Nunca havia ouvido falar daquilo. Estranhei, mas meu desejo de engravidar era tão grande que eu e meu marido decidimos fazer a ovodoação. Dos seis óvulos doados, três conseguiram ser fertilizados. A médica implantou em mim dois embriões.

O processo para eu engravidar havia mudado, mas a minha sensação de frustração continuava a mesma.

Não consegui engravidar naturalmente nem por fertilização e, agora, também recebia a resposta negativa pela ovodoação.

O tempo todo eu me perguntava: "Será que eu não nasci para ser mãe? Por que será que todas as mulheres conseguem engravidar, menos eu? Nunca vou conseguir realizar o sonho de me tornar mãe?".

Minhas lágrimas eram de tristeza, de frustração e de não conseguir fazer nada para mudar aquela situação. Eu não queria muita coisa. Só queria carregar uma criança dentro de mim. Será que isso era pedir muito?

Definitivamente não conseguiria gerar uma criança no meu ventre. Meu coração e meu útero estavam vazios. A esperança de me tornar mãe era um sonho impossível.

Impossível para mim, mas não para o meu marido. Ele nunca desistiu de ter um filho. Durante o processo da ovodoação, sem que eu soubesse, foi ao fórum para se inteirar sobre o trâmite de adoção de uma criança.

Quando ele me contou, embora não visse nenhuma perspectiva de que aquilo pudesse dar certo, decidi participar de um curso no fórum sobre adoção. Assisti a uma palestra de pais que haviam adotado. Eles contavam sobre a experiência da adoção. O relato deles era bem realista, sem glamour nem meias verdades. Relatavam as partes boas e as partes difíceis de ter um filho. Era a vida como ela é.

A sensação que eu tinha é que as chances de adotar uma criança eram tão remotas quanto de eu engravidar. Todas as pessoas que eu conhecia diziam que a espera pela adoção poderia durar anos. Intimamente achava que aquilo não daria certo. Participava mais para não desanimar meu marido do que por acreditar que daria certo.

Meu marido e eu participamos de algumas entrevistas com psicólogos, agendadas pelas assistentes sociais do fórum. Os profissionais eram bem preparados e as conversas, que duravam no mínimo quatro horas, eram francas e profundas. Depois de algum tempo, soubemos que eu e meu marido fomos considerados aptos para adotar uma criança.

Já estávamos na fila do cadastro nacional. Esse fato me surpreendeu. Em geral, o processo costuma ser mais prolongado. Conhecia casais que estavam na fila de adoção antes da gente e não tiveram quase nenhum progresso.

A recomendação das assistentes do fórum era que seguíssemos nossa vida, sem tanta expectativa em relação a quando seríamos chamados novamente para tratar da adoção. Parte fácil para mim, já que não tinha esperança de que pudéssemos ser chamados.

Voltei a minha vida normal. Procurei novamente minha médica e retomamos o tratamento. Quase um ano depois da nossa última conversa no fórum, quando eu estava prestes a implantar mais um embrião, meu marido me ligou entusiasmado: "— O pessoal do fórum me procurou. Querem que a gente vá lá para conhecer uma criança. Alguma coisa me diz que vamos conhecer nosso filho".

Tenho que ser sincera: não fiquei animada com a notícia. Fiquei me questionando se era isso mesmo que eu queria. Depois de tanto tempo esperando, parece que aquele desejo inicial em ser mãe havia enfraquecido. Embora naquela semana, sem explicação, tenha vindo a minha mente o pensamento de que, se eu tivesse uma filha, gostaria que ela se chamasse Sofia.

Meu marido estava explodindo de alegria. Não ficava animado assim há muito tempo. Como não queria *decepcioná-lo, resolvi acompanhar. No fórum, fomos bem recebidos como sempre e nos mostraram no computador a foto de uma menina. Uma gracinha!*

Pedi para a assistente social me contar a história daquela criança: "— Essa criança foi abandonada no hospital assim que nasceu. A mãe dela era usuária de drogas e tinha outros quatro filhos, também abandonados mas que estavam sendo criados por parentes da mãe biológica. Entramos em contato com os parentes e ninguém quis se responsabilizar pela criança. A mãe biológica não sabia quem era o pai das crianças, não podia nem queria ficar com a bebê".

As assistentes sociais registraram a criança. A juíza deu um nome a ela e foi levada para uma escolinha que abriga crianças abandonadas. O abrigo é na esquina da minha casa.

Quando perguntei qual era o nome da criança e a assistente social me respondeu: "— O nome dela é Sofia", fiquei arrepiada. Sofia. O nome que havia invadido minha mente agora estava chegando perto do meu coração. Não podia ser mera coincidência!

Saímos do fórum e fomos à escolinha para conhecer Sofia. Ela havia completado dois anos no dia anterior. Vimos uma menina linda, simpática, amorosa, esperta e cheia de vida.

Durante três horas brincamos, conversamos, dançamos e desenhamos com a Sofia. Nem vimos o tempo passar. O dirigente do abrigo pediu que fôssemos ver a Sofia uma hora por dia, durante 10 dias, para o período de adaptação mútua.

No dia seguinte, preparei um jantar especial para ela. Nunca havia cozinhado com tanta dedicação.

Maternidade no congelador

Sofia comeu tudo e quis repetir. No outro dia, ela ficou duas horas na minha casa. Nunca vi duas horas passarem tão rapidamente como naquele dia.

No final de semana, ela passou o sábado todo conosco. Naquele dia, participei de um campeonato de taekwondo, esporte que pratico como hobby. Ganhei um troféu. Mas eu sabia que meu maior prêmio estava na plateia, com meu marido, torcendo por mim. Decidi que não levaria mais Sofia de volta para o abrigo. Estava claro que ela havia nos escolhido para ser a sua família.

Fomos ao fórum e a juíza nos deu a documentação. Sofia era nossa e nós éramos dela. Eu e meu marido nunca mais seríamos os mesmos. Fomos transformados pela vinda da Sofia. Deus foi muito bom com os três.

No dia 15 de maio de 2016, Sofia veio definitivamente para minha casa. Foi o dia em que nasci como mãe. Tenho que admitir que achava que não sentiria o mesmo amor por uma filha que não fosse gerada por mim. Eu estava certa. Não sinto o mesmo amor. Sinto um amor dobrado, multiplicado, ilimitado.

A adoção é uma demonstração de amor. Amor construído. Amor que escolhe e é escolhido. O nome Sofia significa "sabedoria". Ela me trouxe mais que sabedoria, trouxe generosidade, compaixão, amor verdadeiro.

Sofia trouxe lágrimas de alegria, de esperança na humanidade. Ela é a certeza de que é possível ser feliz. Na adoção, o ventre da mãe é o coração.

Sofia mudou para sempre a minha vida. Por ela, dou a minha vida. Ela se tornou a minha vida.

*Os nomes das pacientes e de seus familiares foram trocados para manter o anonimato.

CAPÍTULO 2

> **Tornar-se mãe vai além da capacidade de conceber um bebê. Tornar-se mãe tem a ver com a capacidade de amar e cuidar de uma criança.**

Dra. Ana Lúcia Beltrame

No passado, uma mulher que não tivesse engravidado até os 40 anos estava dando adeus ao sonho de ter um filho pelos métodos tradicionais. O sonho de engravidar tinha prazo para terminar.

O constante avanço da medicina deu a oportunidade da mulher escolher qual o melhor momento para ser mãe. Procedimentos como o congelamento de óvulos e a Fertilização *in Vitro* (FIV) permitem à mulher escolher ser mãe no momento em que achar melhor. É a preservação social da maternidade, espécie de "poupança" em que a mulher "armazena" o próprio material genético com o intuito de gerar uma criança no futuro.

O relógio biológico feminino continua indicando que o melhor período para engravidar é até os 35 anos. Após essa idade, há regressão na fertilidade da mulher. O ideal é que o congelamento dos óvulos seja feito até os 35 anos aproximadamente. Considero a preservação da fertilidade a segunda grande revolução que a medicina proporcionou na vida das mulheres. A primeira foi a invenção da pílula anticoncepcional.

Os anticoncepcionais possibilitaram às mulheres a escolha se queriam ou não engravidar, permitindo que se dedicassem à carreira e saíssem de seus lares,

Maternidade no congelador

mudando seu papel social de dona de casa e mãe de família para o de liderança em cargos que antes predominavam somente *o terno e a gravata*.

No entanto, a mudança desse papel social muitas vezes carrega consigo um preço alto: a infertilidade. Nossos ovários ainda não entenderam que gostaríamos de engravidar mais tarde, com a vida profissional mais estável, com pós-graduação e reserva financeira. Ao longo da vida reprodutiva da mulher não existe uma produção contínua de óvulos. Pelo contrário, há perda progressiva da qualidade e da quantidade das células germinativas femininas. A preservação da fertilidade veio com a finalidade da mulher escolher quando engravidar, sem prejuízo do tempo na reserva ovariana.

O procedimento utilizado é o congelamento de óvulos: a técnica de Reprodução Assistida, em que a qualidade dos óvulos é mantida por um resfriamento ultrarrápido. De maneira simples e didática, costumo explicar o processo da seguinte forma.

Imagine que as mulheres nascem com uma caixinha cheia de saquinhos de óvulos. Todo mês, no primeiro dia menstruação, elas retiram dessa caixa um desses saquinhos de óvulos, que podem conter cinco, dez, quinze, vinte, trinta óvulos, dependendo da idade e da genética da mulher. Geralmente, quanto mais jovem, mais óvulos. Em um ciclo natural, apenas um óvulo desse saquinho vai amadurecer e ovular. Os outros óvulos vão sofrer um processo chamado apoptose, morte celular programada, uma espécie de suicídio da célula. Sendo assim, todo mês somente um óvulo cresce, os outros as mulheres jogam fora. Todo mês, são jogados muitos óvulos fora.

No processo de congelamento, os óvulos que seriam

jogados fora são estimulados a crescer utilizando-se hormônios. O processo chama-se estimulação da ovulação e dura aproximadamente de dez a quinze dias.

O processo da estimulação da ovulação dura em torno de dez dias a partir do momento da menstruação. O estímulo é feito com hormônios que são injetados por via subcutânea, com uma caneta semelhante a usada por quem tem diabetes.

O óvulo não consegue ser visto a olho nu, somente por microscópio. Mas o folículo, o saquinho que contém o óvulo, consegue ser visto pelo ultrassom. Pelo tamanho do folículo, consegue-se saber se o óvulo está maduro ou não, ou seja, sabe-se o melhor momento para guardá-lo.

Nesse período de dez a quinze dias, a mulher vai ao consultório em média três vezes para ser feito o controle ultrassonográfico, para acompanhar o crescimento dos folículos. Quando os folículos estão prontos, geralmente com 2 cm de diâmetro, em um ambiente cirúrgico, a mulher toma sedação e, com um ultrassom transvaginal, que tem acoplado um guia com uma agulha que entra no ovário, aspira-se cada bolsinha (folículo).

O líquido aspirado é entregue em um tubo de ensaio a um embriologista, profissional que avalia os óvulos. Se estiver tudo bem, são congelados em um barril de nitrogênio a uma temperatura de 196 graus negativos. O processo de congelamento é ultrarrápido e é chamado de vitrificação. Os óvulos podem ficar congelados por tempo indeterminado.

Com o processo de vitrificação, a taxa de sobrevida dos óvulos é de mais de 90%. Uma vez que o óvulo sobreviveu, o índice de fertilização e gravidez do óvulo descongelado é igual ao do óvulo fresco.

Maternidade no congelador

Há quarenta anos, a única opção que restava a um casal que não podia engravidar era a adoção. Mas no ano de 1978, na Inglaterra, com o nascimento de Louise Brown, o primeiro bebê de proveta do mundo, a história mudou para sempre. Seis anos depois, em 1984, nascia, no Brasil, Anna Paula Caldeira, a primeira criança gerada pela Fertilização *in Vitro* da América Latina.

Nas últimas quatro décadas, segundo o Congresso da Sociedade Europeia de Reprodução Humana e Embriologia (ESHRE, na sigla em inglês), cerca de 8 milhões de pessoas foram geradas por algum procedimento de Reprodução Assistida.

Segundo a ANVISA (Agência Nacional de Vigilância Sanitária), no Brasil, o número de ciclos de Fertilização *in Vitro* teve crescimento de 168,4% no período de 2011 a 2017.

Em 2018, no Brasil, foram realizados 43.098 ciclos de Fertilização *in Vitro*, número 18,7% maior do que no ano anterior, segundo dados do Sistema Nacional de Produção de Embriões (SisEmbrio).

Maternidade no Congelador foi uma expressão que criei para classificar a liberdade que as mulheres possuem para concretizar o sonho de serem mães quando for mais adequado.

Atendo mulheres que congelaram seus óvulos aguardando o momento oportuno para fertilizá-los. Mulheres que ainda não encontraram a pessoa certa para dividir a responsabilidade de criar um filho. Mulheres que possuem um relacionamento homoafetivo. Mulheres que querem aproveitar ao máximo a vida profissional para, futuramente, gerar uma criança. Mulheres com câncer, que serão submetidas a tratamentos de quimioterapia. Mulheres que congelaram os óvulos, mas não cancelaram o desejo da maternidade.

CAPÍTULO 3

> **Eu estava mais aliviada, pois ainda poderia realizar o desejo de ser mãe. Minha idade já não era um cronômetro com contagem regressiva que me avisaria que eu não poderia ter um filho.**

Dra. Ana Lúcia Beltrame

Sou psiquiatra e meu nome é Raquel. Como estou acostumada a escutar histórias das pessoas, resolvi contar uma parte importante da minha história.

Sempre tive o desejo de ser mãe. Quando fiz 28 anos, após concluir a faculdade de Medicina, achei que havia chegado o momento certo de ter um filho.

Nessa época tive um namoro sério com um médico, pensando até em me casar. Porém, embora nos amando, percebemos que nossas personalidades eram antagônicas e nossa convivência estava cada vez mais tensa. Decidimos romper o relacionamento. Porém, o sonho da maternidade me acompanhava.

Algum tempo depois, encontrei uma pessoa sedutora. Conhecemo-nos melhor e começamos a namorar. Eu estava apaixonada e era correspondida. Mesmo eu o amando, sabia que ele não seria a pessoa certa para ser pai do meu filho. Começou, então, a luta entre o que eu sentia e o que sabia que deveria fazer. Meu coração dizia uma coisa, entretanto minha razão me apresentou argumentos mais convincentes.

No dia 09 de setembro, quando completei 36 anos, decidi que minha vida precisaria tomar rumo diferente. Por ser médica, sabia melhor do que ninguém que, com a minha idade, a taxa de fecundidade era cada vez menor. Dias depois do meu aniversário, obedeci ao que dizia meu lado racional e terminei o namoro.

Minhas amigas me diziam que eu deveria engravidar, mas não necessariamente me casar com o pai da criança. Nunca me agradou a ideia de uma "produção independente". Sempre quis um pai presente para meu filho. Minha experiência de vida e minha vivência no consultório atestam a importância da família.

Queria alguém que me amasse e que fosse amado por mim. Não acredito em casamentos que perduram sem o casal se amar, só pensando nos filhos. Os filhos devem ser amados e sentir que os pais se amam. Esse sempre foi o meu modelo de família.

Eu estava com 37 anos. O tempo, esse senhor sem compaixão, estava me perseguindo implacavelmente. Não havia como fugir da realidade que a maternidade era um sonho que ficava cada dia mais distante de mim. Uma grande amiga, médica, sabendo do meu momento de aflição, me procurou: "— Raquel, você já está com 37 anos. Sei que você quer ser mãe. Mas enquanto você não encontrar seu parceiro ideal, por que não congela seus óvulos? Congela os óvulos e continua procurando com calma o pai dos seus filhos".

Quem tem amigos tem tudo. Esse conselho mudou minha vida. Trouxe-me a paz que eu estava precisando. Segui o conselho da minha amiga e resolvi congelar meus óvulos. Todavia, o processo não foi nada fácil. Tenho ovários policísticos. Meu ciclo menstrual sempre foi irregular. Não é tão simples engravidar tendo ovários policísticos.

Minha amiga médica fez todo o procedimento de coleta de óvulos. Ela fez a estimulação e conseguiu coletar

14 óvulos. Um número considerado satisfatório, já que eu estava com 37 anos. Meus óvulos foram congelados.

Eu estava aliviada, pois ainda poderia realizar o desejo de ser mãe. Minha idade já não era um cronômetro com contagem regressiva que me avisaria que eu não poderia ter um filho.

Segui minha vida. Como amo o que faço, trabalho muito e com prazer. Vivi meus dias até que conheci um homem fascinante e nos demos bem. Conversamos muito. Consegui enxergar nele todas as virtudes que entendo que um homem deve ter para ser um bom pai.

Três dias depois do nosso primeiro encontro, ele me ligou: "— Raquel, amanhã não vou conseguir te ver. Vou fazer uma pequena cirurgia".

Perguntei a ele: "— Está tudo bem?"

Ele respondeu: "— Sim. Não é nada grave. Vou fazer uma vasectomia. Não quero mais ter filhos".

VASECTOMIA. Dez letras que tiveram sobre mim o mesmo efeito de uma bomba nuclear.

Ele, do outro lado da linha, indagou: "— Raquel, você está bem? Ficou muda. O que aconteceu?".

Havia conhecido aquele homem há apenas três dias. Pouco tempo para alguns, mas o suficiente para eu ter a certeza de que ele era o homem ideal para ser pai do meu filho. Como pedir para alguém que eu conheci há setenta e duas horas que não fizesse uma vasectomia. Fiquei atônita, contudo eu não podia deixar de falar: "— Tenho uma questão: eu ainda penso em ter filhos. Sonho ser mãe".

A resposta dele foi direta: "— Raquel, sinto muito! Eu já tenho duas filhas adultas. Não quero ser pai novamente. Se você realmente quer ter filhos, nosso relacionamento não vai dar certo".

Desligamos o telefone e ficamos separados por uma semana. Parecia que tudo havia terminado até que ele me procurou: "— Oi, Raquel! Você sumiu!"

Respondi: "— Achei que você fosse me procurar. Você fez a vasectomia?" Estava torcendo para ele dizer que havia pensado melhor e como viu que aquele assunto era importante demais, havia desistido. Contudo, a resposta dele foi outra: "— Fiz a vasectomia".

De novo, a palavra "vasectomia" me deixou petrificada. "— Então, por que você está me ligando? Nosso relacionamento não tem como continuar" – comentei.

Ele completou: "— Raquel, eu fiz a vasectomia, mas pensei no seguinte: a gente pode continuar namorando. Se a gente continuar se dando bem, como tem acontecido até aqui, existe uma possibilidade de eu ter filho com você. Mesmo sendo vasectomizado, é possível retirar os espermatozoides por uma punção no testículo. A produção dos espermatozoides é no testículo. Dá para fazer".

Não esperava por aquilo. E agora? O que fazer? Dessa vez, entre a razão e o coração, escolhi o segundo. E acertei.

Namoramos por mais de um ano. Voltei ao assunto da gravidez com ele e, para minha surpresa, aceitou.

Marcamos o procedimento cirúrgico dele. Foi feita a punção e meus catorze óvulos foram fertilizados, depois de cinco anos congelados. Eu já estava com quarenta e dois anos.

Dos quatorze óvulos, quatro viraram embriões. Quatro potenciais filhos. Dois desses embriões minha médica transferiu para o meu útero. Os outros dois foram congelados.

Minha médica, amiga sobretudo, mesmo me apoiando,

sempre foi sincera em relação à chance de eu engravidar: "— Raquel, mesmo que seus embriões sejam de óvulos de 37 anos e não de 42, que é sua idade atual, a possibilidade de você engravidar é de aproximadamente 40%".

Dos dois embriões colocados no meu útero, um vingou na primeira tentativa. E para minha imensa alegria, consegui engravidar.

Nunca vou me esquecer do dia em que fiz o teste de urina e vi aquela cruzinha azul aparecer no mostrador. Era um final de dia chuvoso, encontrei minha amiga e médica na clínica e ela perguntou se tinha dado certo o procedimento. Tinha colhido o sangue pela manhã, mas não aguentamos de curiosidade e fizemos ali mesmo um teste de farmácia. Só de falar, as lembranças enchem meu coração e consigo sentir a emoção daquele momento. Pulávamos como duas adolescentes. Eu seria mãe!

Minha gravidez foi complicada. Tive muitos enjoos. Na reta final da gravidez, descobri diabete gestacional. Tomei insulina e tive pressão alta. Devido a tantos problemas de saúde, não consegui aproveitar minha gravidez como tinha imaginado. Antecipei o parto para o começo da 37.ª semana. Meu filho Bernardo nasceu de cesárea. Ficou internado por três dias na UTI, em observação, com hipoglicemia.

Minha amiga médica acompanhou todo o processo, do congelamento de óvulos ao parto do meu filho.

Sou uma mulher realizada. Trabalho no que gosto e constituí a família do jeito que sempre sonhei. Bernardo é o xodó das duas irmãs mais velhas. Meu filho trouxe alegria para todos nós.

Um amigo me perguntou o que eu faria se a experiência com a fertilização não tivesse dado certo.

Disse para ele que eu abriria mão do sonho de ter um filho. Eu não tinha um plano B.

Tive a sorte de ter sido orientada a preservar minha fertilidade. Apesar de congelar aos 37 anos, sei que o ideal seria ter feito o processo mais jovem. Hoje tenho um menino e, apesar de ter outros embriões congelados, acho que serei mãe de filho único. Se tivesse uma filha, certamente falaria para ela congelar seus óvulos entre 25 e 30 anos. Uma idade em que a mulher moderna nem está pensando nisso, muitas vezes por falta de informação, mas uma idade em que os óvulos estão jovens, cheios de fertilidade que só o tempo não preservará.

CAPÍTULO 4

> **Um óvulo não é um bebê. O óvulo é apenas uma célula.**

Dra. Ana Lúcia Beltrame

O perfil das mulheres que atendo no meu consultório é o mais diversificado possível: idades variadas, experiências distintas de vida, temperamentos diferentes, nível cultural diverso. O único fator em comum entre elas é o forte desejo de ser mãe.

Recebo muitas pacientes acima dos 35 anos. Mulheres que esperavam encontrar um parceiro para ter um filho, que priorizaram a vida profissional e, depois dos 35 anos, queriam ser mães.

A angústia das mulheres que ainda não tiveram filhos e estão se aproximando dos quarenta anos é grande. Enquanto um homem de 40 anos está no auge da carreira, já tendo conquistado estabilidade com grande potencial pela frente, uma mulher de 40 anos é considerada "velha" pela sociedade.

Apesar de a realidade estar mudando, ainda existe preconceito. E parte dessa visão retrógrada em relação às mulheres com mais de 40 anos tem a ver com a fertilidade. Um homem de 40 anos é plenamente fértil; uma mulher com 40 anos está à beira de perder sua capacidade reprodutiva.

A Reprodução Assistida está contribuindo para alterar essa condição. A possibilidade de a mulher congelar seus óvulos jovens e engravidar no momento desejado é um marco na sociedade. Isso coloca homens e mulheres no mesmo pé de igualdade na comunidade.

Décadas atrás, uma mulher de 40 anos era tratada como uma senhora. Com a evolução dos tratamentos estéticos e com a conscientização dos cuidados com a saúde, a vida aos 40 anos passou a ser plena.

Certa vez perguntaram ao escritor Nelson Rodrigues qual conselho ele daria aos jovens. E ele, com sua habitual ironia, respondeu: "Meu conselho aos jovens? Envelheçam".

Se me fizessem a seguinte pergunta: "Dra. Ana Lúcia, que conselho você daria às mulheres jovens?", meu conselho seria: "Congelem seus óvulos".

Como mencionei anteriormente, uma mulher de 40 anos é jovem, mas não podemos dizer o mesmo dos seus óvulos. A partir dos 35 anos, há redução na qualidade e na quantidade dos óvulos. Uma mulher de 35 anos tem 15% de chance de engravidar a cada mês; para uma mulher de 40 anos, essa chance cai para 5%; entre os 43 e 45 anos, a chance é de 1% ao mês.

A primeira pergunta que recebo é se a paciente ainda tem óvulos para congelar. Existem exames que avaliam a reserva ovariana, ou seja, a quantidade de óvulos naquele momento em que as pacientes procuram por ajuda. No entanto, não existe nenhum exame que ateste a qualidade de um óvulo. Nem olhando o óvulo é possível saber a qualidade dele. A medida é a idade. Teoricamente, quanto mais velho, menos qualidade o óvulo vai apresentar, por isso que cada vez mais as mulheres com mais de 35 anos têm procurado auxílio de procedimentos como a Fertilização *in Vitro*.

O momento ideal para o congelamento de óvulos é a partir dos vinte anos. Dos vinte aos vinte nove anos, é o período de melhor e maior quantidade de óvulos. Mas até que idade é possível congelar óvulos? Uma vez tendo óvulos não existe idade limite. Uma mulher de 41 anos pode congelar, no entanto, deve ser esclarecida das reais chances de sucesso de uma gravidez com um óvulo mais velho.

É importantíssimo ressaltar: um óvulo não é um bebê. O óvulo é apenas uma célula. Para se ter um embrião bom é necessário, em média, oito óvulos. Para uma mulher mais velha, é preciso de doze a quinze óvulos para garantir um embrião de qualidade.

Uma vez o óvulo descongelado, ele deverá ser fertilizado por um espermatozoide. Nem todos os óvulos fertilizados viram bons embriões.

Às vezes me perguntam: "Doutora, se congelar meus óvulos, mas eu engravidar naturalmente, o que é feito com óvulo congelado?". Se não houver interesse em manter o óvulo congelado, porque já houve uma gravidez natural, ele pode ser descartado, jogado fora. Simples assim. Não existe questão ética ou moral envolvendo o óvulo.

Quem congela óvulos jovens garante maior qualidade e quantidade deles. Portanto, reafirmo: mulheres a partir de 20 anos devem congelar seus óvulos.

É possível identificar com nitidez a diferença de estado de ânimo de uma mulher que vai à clínica para congelar óvulos pensando no futuro e de uma mulher que já identificou possível infertilidade. A mulher que congela os óvulos para usar numa futura gravidez vem tranquila, sem pressa. Usando uma simples ilustração, é como se fosse alguém que quer abrir uma poupança para usufruir o dinheiro na aposentadoria. Já a mulher que nos procura com alguma doença que impede a gestação ou com infertilidade comprovada, geralmente está angustiada.

Continuando a singela ilustração anterior, essa mulher pode ser comparada a alguém que precisa de dinheiro para gastar imediatamente, sem perda de tempo, sem ter que esperar. O foco dela é o *agora*.

A mulher que procura auxílio médico e apresenta infertilidade tem grande expectativa, a qual provoca alto nível de ansiedade e gera alto nível de estresse, que afeta a saúde dela.

Sou procurada por muitas mulheres que querem engravidar rapidamente. A gravidez tem que ser para ontem. E isso nem sempre é possível. O mundo tecnológico em que estamos inseridos incentiva o anseio pela resposta imediata. Não estamos mais acostumados a esperar. Queremos soluções imediatas para problemas complexos.

Após tentarem um mês e não conseguirem engravidar, algumas mulheres ficam desesperadas. Meu trabalho é conscientizá-las de que gravidez é um processo, com várias etapas, que não podem ser puladas e tem um tempo que não pode ser abreviado.

Quando estou atendendo, não sou apenas médica, sou uma ouvinte atenta. Escuto tudo o que minhas pacientes dizem com atenção. Sou confidente delas, o ombro amigo para quem conseguem contar coisas que não contaram para mais ninguém.

Não sou psicóloga, mas a cadeira do meu consultório, não raramente, vira um divã. É o momento que as pacientes têm para desabafar, externar seus medos e preocupações. Na maioria das vezes, aproveitam aquele momento da consulta para passar a vida a limpo.

Minha função é investigar todas as possibilidades clínicas, realizar exames, esclarecer dúvidas, orientar, apontar caminhos e indicar quais os melhores tratamentos a serem feitos. A empatia permeia as conversas que tenho com minhas pacientes. O fato de eu ser mulher e mãe contribui para que haja identificação imediata.

Quando percebo que há necessidade, e em grande parte dos casos há, recomendo que minhas pacientes procurem por terapia. O acompanhamento psicológico tem sido um aliado para mulheres que ainda não conseguem engravidar.

A Psicologia ajuda as mulheres a se conhecerem melhor e contribui para que enfrentem a ansiedade e o medo de não engravidar. A terapia também ajuda a lidar com a gravidez tardia ou uma gestação por meio de Reprodução Assistida.

Muitas mulheres sofrem por terem vergonha do que estão sentindo. Internalizam emoções que precisam ser expostas. Não falar sobre o problema é a pior opção e, em muitos casos, acaba agravando a situação.

Como reconheço a importância da mente e das emoções no processo da Reprodução Assistida, dediquei espaço especial neste livro para tratar do tema. Pedi a colaboração de duas especialistas em acompanhar pacientes que tentam engravidar utilizando procedimentos da Reprodução Assistida.

Os próximos dois capítulos terão o relato de duas psicólogas admiradas pela competência, conhecimento e dedicação para ajudar a vida das mulheres que tentam engravidar.

As psicólogas Patrícia Simões Santana e Luciana Leis aceitaram fazer parte deste livro. A elas, agradeço o apoio.

CAPÍTULO 5

> **Feliz é aquela pessoa que escolheu ser feliz.**

Dra. Ana Lúcia Beltrame

eu nome é Patrícia Simões Santanna. Sou psicóloga e neuropsicóloga. Possuo 25 anos de atividade profissional em consultório particular e Serviços Públicos de Saúde, como neuropsicóloga. Avalio a relação entre pensamentos, emoções e comportamentos.

Na minha prática clínica, especializei-me para trabalhar com terapias de reprocessamento neurobiológico como a Terapia de EMDR – Eye Movement Desensitizationand Reprocessing (Dessensibilização e Reprocessamento por meio dos Movimentos Oculares), desenvolvida pela psicóloga americana Dra. Francine Shapiro, no final dos anos 80. Uma abordagem psicoterápica breve e focada, eficaz para o reprocessamento de experiências perturbadoras vivenciadas em algum momento da vida que, em vez de aprendermos com as experiências, a sensação é que ficamos apanhando delas toda vez que nos lembramos.

Em 1995, fiz minha primeira pós-graduação em Psicologia Clínica e Saúde Reprodutiva da Mulher no Centro de Atenção Integral à Saúde da Mulher – CAISM, uma das unidades hospitalares da Faculdade de Ciências Médicas da UNICAMP. Vivenciei uma experiência acadêmica e profissional importante devido à diversidade dos casos que atendi.

No CAISM, fazia parte da equipe multidisciplinar que atendia pessoas com o diagnóstico de gerar filhos com má formação grave, cuja condição do bebê seria incompatível com a vida fora do útero. Também atendia mulheres que sofriam abortos recorrentes e se submetiam a diversas avaliações para saber o que estava acontecendo com elas. Além das mulheres que possuíam patologia obstétrica e viviam a angústia da dúvida se conseguiriam ou não ter bebês.

Na minha experiência no CAISM, além das tristes, também presenciei histórias lindas mostrando o quanto a maternidade transforma e provoca verdadeiros milagres não só na mulher como na família. Digo que às vezes não é a mulher que dá à luz e sim a criança que dá luz à família.

Em 2007, fui convidada para implantar o Serviço de Psicologia e coordenar o Programa de Apoio Psicológico em uma Clínica Especializada em Reprodução Humana Assistida, com o objetivo de avaliar o casal, oferecer espaço para que os clientes pudessem expressar e nomear seus sentimentos, suas dúvidas, prepará-los psicologicamente para as técnicas de reprodução humana assistida, as intervenções, os dias de espera, a comunicação dos resultados e seus desencadeamentos.

Para a maioria das pessoas, ter filhos e formar uma família são metas planejadas para um determinado momento de suas vidas, quando estiverem mais estáveis profissional e financeiramente.

Muitas vezes o casal faz uso de contraceptivos há anos e procriar parece ser algo fácil e natural, bastando apenas suspender o método contraceptivo em uso quando decidir ter um filho.

O casal acredita que sua capacidade de procriação está intacta, imune à ação do tempo e de outros fatores desfavoráveis. Engaveta a meta por anos até sentir-se preparado profissional ou financeiramente e, ao iniciar as tentativas para engravidar, depara-se com o resultado negativo que se repete mês após mês e isso gera sentimento de frustração, angústia e ansiedade que pode alterar o funcionamento natural do organismo, podendo ser um entrave quando se quer gerar um filho.

Não é fácil admitir a incapacidade de gerar filhos. A infertilidade tende a ser um sofrimento silencioso, uma situação inesperada que promove abalo emocional, afetando a dinâmica do casal, o casamento e a sexualidade, já que o homem confunde o diagnóstico de infertilidade com impotência. Ademais, pode abalar também as relações sociais e profissionais por gerar isolamento devido às pressões familiares e sociais.

Minha orientação básica para quem convive com casais sem filhos é que evitem perguntas: "E aí, quando vocês vão ter um bebê?", "Vocês não querem ter filhos?" ou "Até quando vocês vão ficar esperando para ter filhos?". Esse tipo de cobrança é prejudicial. Muitos casais preferem o isolamento social a responder às questões sobre filhos.

Na minha prática, percebo que o casal passa por um período de "luto" quando descobre que não conseguirá engravidar naturalmente. A palavra "luto" é forte, mas resume o sentimento da maioria dos casais.

Alguns clientes referem-se à sensação de que suas vidas ficam congeladas à espera da gravidez e do filho tão desejado. Nada se torna mais importante do que isso. Ao longo dos anos, atendi muitas mulheres independentes financeiramente, bem-sucedidas profissionalmente, que chegavam transtornadas e frustradas ao meu consultório. Se não engravidassem, não conseguiriam ver valor em mais nada.

Sabemos que a medicina não controla tudo. Em alguns casos, não há explicação lógica para quem não consegue engravidar. Percebemos que, quando a lógica humana encontra suas limitações, surgem hipóteses religiosas ou espirituais.

Homens e mulheres vivenciam a sensação de injustiça cometida contra eles: "Tanta gente engravida sem querer, por que não eu? O que será que eu fiz?".

Observamos que muitos casais têm conflito ético e religioso com tratamentos para engravidar. Alguns acham que o fato da mulher não conseguir engravidar é um desígnio de Deus, logo não deveriam insistir em ter uma criança, que talvez venha com problema.

Muitas mulheres acreditam que o fato de não engravidar é um castigo divino e questionam o porquê de tanto sofrimento. Carregam uma bagagem grande de culpa: não engravidar é uma vingança divina.

Culpa, medo, frustração, angústia, alta expectativa, pressão social, cobrança interna. Os casais inférteis conhecem essas emoções e sensações.

O acompanhamento psicológico é indispensável para o casal atravessar o período de tratamento emocionalmente saudável. É difícil para o cérebro processar tantas informações novas. Parece que o cérebro humano ainda não consegue elaborar as questões de se submeter ao tratamento de reprodução humana assistida com a mesma rapidez com que a medicina avança.

Por mais que as pessoas estejam cada vez mais esclarecidas sobre o assunto, técnicas como fertilização in Vitro ainda geram resistência. É um tabu cada vez mais fraco, mas ainda é um tabu.

Após o diagnóstico de infertilidade, geralmente existe um período de negação, em que o casal tenta engravidar naturalmente. Depois procura por tratamentos alternativos e/ou por médicos que não sejam especialistas, o que faz com que sofra realizando tratamentos ineficazes e demore até finalmente procurar ajuda médica especializada em reprodução humana assistida.

Por essa razão, os casais costumam chegar às clínicas de reprodução humana assistida com grande expectativa, como se realizar as intervenções propostas significasse a garantia do nascimento do tão sonhado filho.

Idealizam que tudo será caro financeiramente, porém simples. Imaginam que procurar ajuda em clínicas especializadas em reprodução humana assistida seja a garantia de que sairão dali com os filhos, sim os filhos, porque a maioria dos casais que acompanhei idealizava a possibilidade do nascimento de gêmeos, como se isso compensasse todo sofrimento e a demora pela tão sonhada família completa. Entretanto, infelizmente, a prática tem nos mostrado que nem sempre é assim.

Engravidar utilizando procedimentos da reprodução humana assistida envolve um tratamento de meio, não de fim, o que significa ser uma tentativa e não uma certeza. Estar consciente disso é fundamental para saber o que esperar do processo.

Minha tarefa profissional é avaliar a história clínica da mulher que me procura, seu estado emocional, suas crenças limitantes e negativas que sejam autorreferentes ou falsas e que geralmente foram instaladas em momentos precoces de vida ou em períodos de vulnerabilidade.

Procuro trabalhar com essas clientes reprocessando traumas ou experiências perturbadoras que estão impedindo-as de ingressar no processo mental não só de gerar, mas também de se sentir capazes de cuidar de uma criança.

Ao longo da minha prática, acompanhei vários casos em que, após ter experiências perturbadoras com crenças negativas, emoções e sensações dessensibilizadas e ressignificadas, minhas clientes finalmente puderam ingressar mais conscientes no processo de maternagem.

Há casais que, mesmo submetidos a todos os processos para engravidar, não conseguem gerar uma criança. O resultado negativo dos tratamentos é um novo "luto" para eles. E, nesse caso, minha experiência não é apenas como profissional – vivi isso na minha vida pessoal.

Posso garantir que minha vasta experiência profissional não me impediu de passar por etapas semelhantes as dos meus clientes. Eu também tinha expectativa de que conseguiria engravidar com facilidade. Tentei engravidar naturalmente e não consegui. "Sem problemas!" – dizia eu. "Vou recorrer aos tratamentos da reprodução humana assistida que conheço tão bem!". Porém, depois de algumas tentativas, não consegui engravidar. Foi um baque! Não foi fácil para mim; não é fácil para ninguém.

Costumo fazer a seguinte analogia para explicar que cada pessoa possui um tipo de aparelho psíquico. Há pessoas cujo cérebro lembra uma bexiga, um balão de festa. No ambiente, a bexiga pode estourar repentinamente ou, então, depois de algum tempo, começa a esvaziar, ficar murcha. Digo que são pessoas menos resistentes às pressões da vida.

Outras possuem aparelhos psíquicos que lembram as antigas bolas de capotão, um tipo de couro duro, resistente para terrenos pedregosos. Muitas pessoas apostam que a bola vai estourar, porém ela resiste. Pessoas assim têm alta capacidade de resiliência. São indivíduos que ressignificam todas as experiências difíceis que tiveram.

As reações das pessoas são subjetivas. É preciso levar em conta a herança genética, os antecedentes, o ambiente no qual foram criadas, o meio em que vivem. Existem pessoas que são frágeis frente às adversidades da vida, por possuírem vulnerabilidade emocional. Quando enfrentam momentos difíceis, como a experiência de não engravidar, vivenciam sofrimento tão intenso que desencadeiam transtorno mental grave.

Avaliando tudo o que vivenciei, acredito que sou do tipo bola de capotão. Busquei recursos internos e externos para permanecer firme na turbulência emocional enfrentada pela infertilidade. Contudo, posso garantir que o processo é doloroso.

No mês seguinte, após minha última tentativa de reprodução humana assistida, provavelmente devido às medicações tomadas, engravidei naturalmente. Ficamos felizes. Minha sogra que tinha quase 90 anos começou a fazer uma manta vermelha de tricô para o neto que eu gerava.

Curtimos nossa gravidez por cerca de dois meses, até sabermos que o coraçãozinho do bebê havia parado. Assim que soube da triste notícia, minha sogra me ligou, confortou e disse que sentia muito, mas também afirmou que continuaria fazendo a manta até terminá-la. Concluiu a manta para o neto que nunca nasceu. Admiro minha sogra. Acho que ela também é do tipo bola de capotão.

Atravessei minha jornada de tristeza, elaborei o "luto". Minha herança genética, meu aparelho psíquico, minha família, minha profissão e amigos, ou seja, meus recursos internos e externos de proteção me ajudaram a continuar a jornada, mesmo com dor na alma.

Maternidade no congelador

Às vezes buscamos respostas simples para problemas complexos, entretanto não existe uma única resposta para as questões da vida. Em todas as ocasiões há um leque de escolhas. Existem muitas formas de maternar. A mulher tem a capacidade de gerar projetos pessoais ou profissionais, de plantar muitas ideias e de acompanhar seus projetos se desenvolverem. A maternagem não precisa estar ligada a ter filhos. Nós parimos muitas coisas, damos muitos frutos nos fazeres da nossa vida.

Minha função na terapia é capacitar os casais a avaliar por si mesmos as melhores escolhas que podem fazer.

Alguns clientes dizem que me procuram para me ouvir, mas sempre digo que nomear sentimentos e pensamentos, se ouvir e reconhecer a própria voz é mais significativo.

Às vezes as emoções são semelhantes aos novelos. São sentimentos emaranhados. Minha contribuição como profissional do cérebro é auxiliar as pessoas a desembaraçar os próprios pensamentos e sentimentos para ter uma vida melhor.

Nada mais satisfatório do que ver uma pessoa que consegue superar seus traumas, lembrar-se da experiência difícil que vivenciou, sem se perturbar, e dar novo sentido aos acontecimentos, ao presente e às metas de futuro.

Há histórias com final feliz no meu consultório. Quando digo "final feliz", não me refiro à idealização de felicidade dos contos de fadas. Considero felizes as histórias de quem aprendeu a se conhecer, de quem aprendeu a lidar com as frustrações e limitações, de quem aprendeu a ter novo olhar sobre os acontecimentos. Feliz é aquela pessoa que escolheu ser feliz.

* * *

Patrícia Simões Santanna – Psicóloga graduada pela Pontifícia Universidade Católica de Campinas. Pós-Graduada em Psicologia Clínica e Saúde Reprodutiva da Mulher pela FCM–UNICAMP. Pós-Graduada em Psiquiatria e Psicologia Clínica da Adolescência pela FCM–UNICAMP. Pós-Graduada em Avaliação e Reabilitação Neuropsicológica pelo Hospital Israelita Albert Einstein. Terapeuta e Supervisora de TCC Certificada pelo Instituto de Terapia Cognitiva – ITC e Terapeuta e Facilitadora de EMDR pela EMDRIA – Associação Internacional de EMDR.

Patrícia é excelente profissional. Quem a conhece sabe disso. Ela foi corajosa em expor a experiência de tentativa de engravidar e não conseguir.

O relato dela é importante para humanizar a relação entre pacientes e profissionais. Faz diferença para o casal saber que está sendo atendido por pessoas que, além de competentes, são sensíveis para dimensionar os sentimentos e as emoções de quem quer engravidar.

Patrícia abordou sentimentos de casais com dificuldade de engravidar. Considero relevante, às mulheres que decidiram ou foram obrigadas pelas condições de vida a postergar a maternidade, saber o que está por vir. O título deste capítulo *"Feliz é aquela pessoa que escolheu ser feliz"* faz sentido para mim. Sempre reforço a ideia nos meus atendimentos. Engravidar ou preservar a fertilidade são partes de um projeto de vida. Se parte de um projeto não consegue ser concluída, há alternativas para terminá-lo de forma feliz.

CAPÍTULO 6

> **Quanto maior a quantidade de informação, menor será a dor da frustração.**

Dra. Ana Lúcia Beltrame

No consultório, as mulheres abrem o coração e fazem perguntas difíceis que demonstram quanta dor estão sentindo.

— Dra. Ana, por que eu não consigo engravidar? Todas as minhas amigas já têm filhos. Todas, menos eu.

— Será que eu nunca vou realizar o sonho de poder gerar um filho?

— Até quando vou ter que esperar para engravidar? O tempo está passando e até agora não realizei o meu sonho.

Outras fazem questionamentos ainda mais cortantes.

— Doutora, como tantas mulheres sem nenhuma condição emocional nem financeira, sem nenhuma vocação para a maternidade, são tão férteis e eu, com totais condições emocionais e financeiras, com tanto amor para dar, mesmo com tratamento, não consigo engravidar? O que eu fiz de errado?

Essas indagações são acompanhadas de lágrimas e dor. Uma dor lancinante. Um sofrimento que fere a alma. Mesmo com tantos anos nesta área, não consigo deixar de me comover com a aflição dessas pacientes.

Tento amparar essas mulheres em seu sofrimento. Mostro como as possibilidades de engravidar por meio de reprodução assistida são cada vez maiores.

Maternidade no congelador

Apresento evidências de que hoje é mais fácil engravidar do que em qualquer outro período da História. Entretanto, a cada tentativa malsucedida, o desânimo reaparece.

O tema deste livro é sobre preservação da fertilidade. Mas quem preserva, possivelmente usará seus óvulos. Mais do que isso, a dúvida pode ser mais angustiante do que a certeza. Nunca ter tentado pode ser tão doloroso quanto nunca ter conseguido. Não raro, executivas, médicas, dentistas, advogadas, mulheres fortes, acostumadas a ter controle de tudo sentam-se a minha frente com olhos marejados, mãos trêmulas e coração apertado em ter que lidar com a incerteza. Sempre tento acolhê-las com informação e carinho, no entanto uma ajuda psicológica sempre é bem-vinda.

Por essa razão, conversei também com a psicóloga e pesquisadora Luciana Leis, especialista em acompanhar pacientes tentando engravidar. Ela é responsável pelo relato que leremos a seguir.

Dra. Ana Lúcia Beltrame

Meu nome é Luciana Leis. Sou psicóloga e atuo em reprodução assistida desde que me formei, há 18 anos. Faço parte do Comitê de Psicologia da Sociedade Brasileira de Reprodução Humana e da equipe do Projeto Beta-Medicina Reprodutiva.

Sou procurada por pacientes inférteis. Além de preservação social e oncológica, algumas mulheres manifestam interesse em fazer reprodução independente. Querem ter filhos, mas não necessariamente se casar. Essas mulheres procuram por clínicas que trabalham com bancos de sêmen, sendo que algumas delas podem apresentar dificuldades para fazer a escolha por esse material.

Transcreverei aqui uma conversa que resume o anseio de quem me procura nessas condições.

— Luciana, não consigo escolher o sêmen.

— Por quê?

— Há poucas informações sobre os homens doadores. Nos outros países é possível saber muita coisa sobre eles. Aqui no Brasil existem poucos dados, somente cor de olhos, pele, tipo de cabelo. Eu gostaria de informações mais pessoais.

— Por que para você é importante saber mais detalhes sobre o homem doador?

— *Eu preciso passar para o meu filho as informações do pai dele.*

— *Acho que está tendo uma confusão. Se você quer uma produção independente, o seu filho não vai ter pai. Você está procurando um doador e um doador nunca será o pai. Seu filho pode ter um pai se você encontrar alguém com quem se relacionar e a pessoa queira dar a ele um lugar de filho. Se você quer uma produção independente, terá que bancar que a configuração da sua família vai ser diferente das demais.*

— *Luciana, você está certa. No fundo, o que eu quero mesmo é uma família de comercial de margarina. Estava tentando uma alternativa que não me faria feliz. Estava tentando enganar a mim mesma.*

Em geral, esse tipo de diálogo termina com o reconhecimento dessas mulheres que, para seguirem em frente, é preciso assumir um modelo de família diferente da tradicional e isso nem sempre é fácil, fazendo inclusive que algumas desistam da reprodução independente e acabem congelando óvulos na esperança de encontrar um parceiro no futuro e ter a tão sonhada família.

Uma dúvida comum e que costuma aparecer em meio a meus atendimentos é quando o casal, em particular a mulher, deve desistir de fazer o tratamento para engravidar. A reação aos resultados negativos varia de pessoa para pessoa, uma vez que trabalhamos com subjetividades. Não existe um parâmetro, pois o comportamento frente a uma não-gravidez é singular. Os limites em suportar uma frustração são individuais.

Há pacientes que fazem apenas uma tentativa de Fertilização in Vitro (FIV) e, quando não dá certo, desistem. Não querem repetir a experiência. Querem evitar a possibilidade *de passar novamente pelo desapontamento de não engravidar. Em contrapartida, tenho pacientes que já fizeram mais de quinze FIVs e ainda não desistiram.*

O processo de fertilização é desgastante. Há despesas financeiras, gasto de tempo, existe a possibilidade de não dar certo e há o inevitável desgaste emocional.

Cada resultado negativo é um "luto" que se vive. A casa continua vazia, à espera do tão almejado filho.

Em meio aos atendimentos com tentantes, busco trabalhar recursos emocionais para que consigam prosseguir na busca pelo filho. Além disso, dependendo do caso, outras possibilidades de parentalidade são oferecidas pelo médico: a recepção de óvulos, sêmen ou embrião, sendo importante que se pense sobre essas possibilidades de se tornar pai e mãe e verificar se são formas que podem ser aceitas para si.

As reações à indicação de recepção de gametas são as mais variadas. Existem pacientes que optam por esses novos caminhos, outros insistem em continuar tentando (se assim for possível) com os tratamentos e alguns desistem de seguir, pois não suportam mais viver tanta frustração.

Os resultados dos tratamentos de reprodução assistida são imprevisíveis. Digo às minhas pacientes que trabalhamos com vida, e a vida é impossível de ser controlada. Não existe previsão para algo tão surpreendente como a existência humana.

É fato que os tratamentos para engravidar oferecem resultados positivos de gravidez; antes de tudo, porém, oferecem possibilidades de gravidez e não certezas.

Claro que a esperança é importante durante o tratamento. Aliás, é importante para tudo na vida. Entretanto,

Maternidade no congelador

a esperança deve ser baseada em dados de realidade e não meramente no desejo de engravidar.

Outro tema recorrente em meio aos atendimentos que realizo é o sentimento de inveja, o qual é difícil de ser reconhecido e aceito pelas próprias pacientes. Afinal, inveja não é um tipo de sentimento que é validado socialmente; as pessoas não são autorizadas a senti-la e isso gera conflito e culpa.

É difícil reconhecer até para si mesma que, ao saber de notícias de gravidez de amigos e parentes, a primeira reação não é de alegria; pelo contrário, o primeiro sentimento é de tristeza, raiva. É complicado reconhecer que sentiu inveja da barriga alheia. Sentimento pouco confessado, porém mais frequente do que as pessoas imaginam.

Muitas pacientes me relatam também sobre o incômodo que sentem através de postagens de amigos nas redes sociais. Toda notícia de gravidez, fotos de chá de bebê e imagens de festas infantis têm efeito negativo, uma vez que as colocam frente à falta e ao sentimento de frustração e incapacidade.

No trabalho com essas pacientes, procuro desmistificar a ideia de que só podemos sentir emoções positivas. Emoções negativas, como a raiva e a inveja, fazem parte do ser humano e precisam de um espaço para serem legitimadas e autorizadas de serem vividas.

Escuto relatos de mulheres que se sentem culpadas por ficarem felizes quando sabem que uma amiga também não consegue engravidar. Ficam aliviadas por saber que não são só elas passavam pela tristeza e a frustração de não ficarem grávidas. Afinal, isso é humano,

Algumas chegam a acreditar que a causa da dificuldade em engravidar é uma punição divina por terem ficado contentes com a dificuldade de outra mulher em ser mãe.

À medida que a pessoa consegue lidar melhor com a situação de dificuldade de gravidez – principalmente com a ajuda de psicoterapia – esses sentimentos ruins tendem a diminuir e se tornam menos intensos.

É preciso entender que a vivência da infertilidade abre uma ferida narcísica. O ego fica machucado. Ninguém gosta de se sentir inferior. Nos casos de reprodução independente, além da dificuldade para conseguir engravidar com os tratamentos, há também a ferida de não ter encontrado uma pessoa legal para constituir a tão sonhada família.

A sensação que essas mulheres têm é que na corrida da vida, enquanto as outras estão adiantadas, estão atrás. Parece que todo mundo consegue o que quer, exceto elas.

É importante relembrar que cada um tem a sua história. Não dá para comparar pessoas com vivências diferentes entre si. Cada história tem o tempo certo para acontecer. Cada história é particular e única, não cabendo comparação.

Muitas dessas mulheres conseguem realizar o sonho da maternidade, vivenciando a experiência com alegria e prazer. Outras, quando não engravidam, buscam sonhos não menos importantes. Como seres desejantes, outros desejos podem surgir e trazer satisfação ao eu, uma vez que não existe um único caminho na busca pela felicidade.

* * *

Luciana Leis, psicóloga e pesquisadora do Projeto Alfa e Projeto Beta (Medicina Reprodutiva), atua com enfoque no atendimento a casais inférteis há 18 anos. Formada pela Universidade Mackenzie, com especialização em Psicologia Hospitalar pelo Hospital das Clínicas da USP, trabalhou como psicóloga e supervisora no Hospital das Clínicas da USP, no período de 2006 a 2015. Membro do Comitê de Psicologia da Sociedade Brasileira de Reprodução Humana (biênio 2019-2020). Organizadora e coordenadora da "Jornada Paulista de Psicologia em Reprodução Assistida", desde 2014. Autora do *blog* sobre aspectos emocionais e infertilidade – "*Blog* da psicóloga Luciana Leis".

A terapia tem trazido bem-estar emocional aos pacientes. Profissionais como Patrícia, Luciana e tantas outras são parceiras fundamentais para o tratamento de casais que querem engravidar. Mente e corpo precisam estar em plena harmonia para que se possa alcançar bons resultados.

CAPÍTULO 7

> **Como a reprodução assistida é um tema tabu, ainda envolto em uma nuvem de preconceito, existem muitas informações equivocadas sobre tudo o que envolve esse assunto.**

Uma das minhas principais funções no consultório é esclarecer dúvidas das pacientes. Como a reprodução assistida é um tema tabu, ainda envolto em uma nuvem de preconceito, existem muitas informações equivocadas sobre tudo o que envolve esse assunto.

À vista disso, este capítulo é para responder às frequentes perguntas que as pacientes costumam me fazer.

O que é Reprodução Assistida?

Reprodução Assistida é o nome dado a um conjunto de técnicas médicas que auxiliam a gestação em indivíduos com dificuldades de engravidar.

Quais as principais técnicas médicas utilizadas na Reprodução Assistida?

As principais técnicas são: Indução da ovulação com relação sexual programada, Inseminação Intrauterina, Fertilização *in Vitro*, ovodoação compartilhada e congelamento de óvulos.

- **Indução da ovulação com a relação sexual programada.**

  A técnica consiste em estimular a ovulação com o uso de medicações via oral ou subcutânea.

Durante o período da estimulação, que varia entre 10 a 15 dias, é feito acompanhamento com ultrassom seriado para ver o crescimento dos folículos (pequenas bolsas que contêm os óvulos) até o momento em que romperão. Nesse momento é feita a orientação para que o casal tenha relação sexual em casa. A data da relação sexual é determinada pela data da ovulação.

- **Inseminação Intrauterina ou Inseminação Artificial.**
  Na Inseminação Intrauterina, a ovulação também é estimulada como na relação sexual programada. Porém, em vez da mulher ter relação sexual em casa, o marido colhe o sêmen no laboratório, o qual é processado e introduzido no útero por um cateter.

- **Fertilização *in Vitro* (FIV).**
  Nesse procedimento também é feita a estimulação da ovulação, mas de maneira diferente da relação sexual programada e da Inseminação Intrauterina. Nos dois procedimentos, a estimulação não pode resultar em mais do que dois ou três óvulos maduros, já que não temos controle do processo que ocorre dentro do corpo da mulher. Se a mulher ovula mais do que três óvulos e forem fertilizados pelos espermatozoides inseminados, há o risco de trigêmeos, quadrigêmeos ou quíntuplos. Gestação múltipla é arriscada para a mulher e para os bebês. Aumenta o risco de doenças na gravidez, como pressão alta, diabetes e alterações na placenta, além do risco de prematuridade, internações em UTI neonatal e a possibilidade da gestação não evoluir.

Na FIV, a estimulação é feita com mais vigor, já que a fertilização não será realizada dentro do corpo da mulher, mas em laboratório.

Após a estimulação da ovulação, os óvulos são coletados. O processo de coleta dos óvulos chama-se **aspiração folicular** e é realizado em centro cirúrgico, com a mulher sedada. Após a anestesia, a aspiração dos óvulos é feita por via transvaginal com uma agulha acoplada ao transdutor do ultrassom, que entra no ovário e aspira o líquido folicular que contém os óvulos. O material coletado é entregue para o embriologista, profissional que trabalha no laboratório. Nesse mesmo dia, o marido colhe o sêmen. O óvulo pode ser fecundado espontaneamente pelos espermatozoides ou por um procedimento chamado ICSI, Injeção Intracitoplasmática de Espermatozoides, que consiste em injetar o espermatozoide dentro do óvulo para formar o embrião.

Congelamento de óvulos: o processo é parecido com a Fertilização *in Vitro*, com a diferença de terminar no momento da aspiração folicular. Vale ressaltar que nem todos os óvulos coletados serão congelados. O embriologista, através da análise microscópica, avaliará os óvulos viáveis pela sua forma e maturidade. Nem sempre todos os óvulos coletados são maduros. Quando escolhemos o melhor momento para os óvulos serem coletados, alguns podem estar em estágio anterior à maturação. A escolha do dia da coleta dos óvulos é determinada pelo diâmetro da maioria dos folículos e nem todos estão na mesma fase de desenvolvimento.

Começamos o estímulo no primeiro ou no segundo dia da menstruação, mas podemos também iniciar a estimulação em outras fases do ciclo menstrual. Atualmente isso é possível pelo avanço da tecnologia em produzir novas medicações.

Ovodoação: a ovodoação consiste na doação de óvulos de uma mulher para outra. Ele é geralmente utilizado por mulheres com diminuição no número ou na qualidade dos óvulos.

A doação é anônima, ou seja, os doadores não conhecerão a identidade dos receptores e vice-versa. Para quem deseja doar, a idade máxima é de 35 anos. Exames negativos para infecções e alterações dos cromossomos, além de ausência de história familiar para doenças genéticas hereditárias são essenciais para que a mulher possa doar seus óvulos.

Como saber qual o método de Reprodução Assistida adequado para cada mulher?

O primeiro critério a ser levado em conta é o tempo de infertilidade. Há diferença entre um casal que está tentado engravidar há um ano e de outro que está tentando há 5 anos.

O segundo critério é conhecer, quando possível, as causas da infertilidade. Por exemplo, uma mulher que tenha problema nas trompas não deverá ser submetida a tratamentos de baixa complexidade como uma relação programada ou uma inseminação intrauterina. O encontro do óvulo com o espermatozoide acontece nas trompas e, se elas estiverem danificadas, não há como o encontro acontecer. Nesse caso, o método indicado é a Fertilização *in Vitro*. O mesmo caso se aplica quando o homem tem uma contagem baixa de espermatozoides ou é vasectomizado.

Outro fator é a idade da mulher. Acima dos 35 anos, a qualidade e a quantidade de óvulos começam a diminuir e o tempo disponível para se engravidar passa a ser importante. Tratamentos como relação programada e inseminação têm menor chance por tentativa do que a Fertilização *in Vitro*. Quanto menos temos o controle das variáveis, como o encontro dos óvulos com os espermatozoides, menor a chance de gravidez.

Por último, mas não menos importante, é preciso saber qual a expectativa do casal. Por exemplo, caso um casal que está tentando engravidar há um ano e meio, a mulher é jovem, menos de 35 anos, é possível começar com tratamento de baixa complexidade, que envolve menos o laboratório.

No entanto, para os casais que já estão desgastados com as tentativas frustradas para engravidar, a recomendação pode ser outra. A chance de um casal engravidar com Inseminação Intrauterina é de no máximo 20%, ao passo que com a Fertilização *in Vitro*, quando conhecidas as causas da infertilidade e a idade da mulher, a taxa de sucesso pode chegar a 60%.

Compartilhar com o casal as chances de cada tratamento é fundamental. Para alguns, a Fertilização *in Vitro* é vista como última alternativa. Quando não há nenhum fator médico impeditivo, o casal está disposto a iniciar com tratamentos mais simples, mas com menor chance de sucesso. Esperar não é um problema. Já para outros casais, o impacto do resultado negativo pode ser devastador. Para essas pessoas, cada menstruação é de fato um "luto" e preferem um tratamento com maior possibilidade de dar certo, ou seja, o bebê "de proveta".

É possível escolher o sexo do bebê na Reprodução Assistida?

Do ponto de vista técnico, é aceitável. Quando um embrião está em meio de cultura, é possível retirar um grupo de células para avaliar os cromossomos desse embrião. É pertinente ver se o embrião tem um cromossomo a mais ou um cromossomo a menos. Também é possível ver os cromossomos sexuais, X e Y.

No Brasil, entretanto, não é permitido fazer tratamento de Fertilização *in Vitro* com a finalidade de determinar o sexo da criança.

É mais fácil engravidar de gêmeos numa inseminação intrauterina ou em uma Fertilização in Vitro?

É provável engravidar de gêmeos em uma inseminação intrauterina, porque no procedimento não há controle de quantos óvulos se encontrarão com os espermatozoides.

Atualmente há uma política mundial para se fazer uma transferência única de embrião. A tecnologia já nos permite escolher um bom embrião o qual, dependendo da sua qualidade, pode ter até 80% de chance de ser implantado. Uma gestação única é mais garantida de um bebê saudável do que uma gestação múltipla, que é de alto risco de prematuridade.

Quem é responsável pela infertilidade: o homem ou a mulher?

Essa pergunta é interessante. Na verdade, não existe um responsável. A infertilidade é do casal.

Alguns pacientes, após fazer os exames, perguntam: "De quem é o problema?" Eu sempre respondo: "O problema é dos dois". Se a pessoa quer um filho com alguém, é preciso parceria em todos os níveis. Os exames apontam o fator que causa a infertilidade, mas o problema é dos dois. Quando o filho nascer, será dos dois, não apenas de um. Portanto, a infertilidade também é de ambos.

Qual é a chance de engravidar por Reprodução Assistida na primeira tentativa?

Essa pergunta é clássica e revela o alto grau de expectativa do casal. A resposta é que isso dependerá da idade da mulher e da causa da infertilidade.

Quanto mais jovem a mulher, maior a chance de engravidar espontaneamente e também por Fertilização *in Vitro*.

O grande desafio é encontrar na mulher mais velha um embrião normal. A taxa de gravidez de fertilização *in Vitro* em mulheres de 35 anos é entre 40 a 50%. Em mulheres de 40 anos, a taxa cai para 10%.

Por que isso acontece? Quando o embrião não é normal, ou seja, é alterado, mesmo que ele seja introduzido no útero, a natureza se encarrega de não deixá-lo implantar.

Óvulos mais velhos geram com frequência embriões alterados, por isso o incentivo da preservação da fertilidade. O maior desafio em mulheres com 40 anos é encontrar um embrião normal, principalmente cromossomicamente normal. Quando um embrião normal é encontrado, as chances de engravidar são praticamente iguais as de uma mulher com menos de 35 anos.

Com os métodos da Reprodução Assistida é possível ter 100% de certeza de que a mulher vai conseguir engravidar?

Não há 100% de certeza. E quem afirma o contrário, está agindo por ignorância ou má fé.

Nada na medicina oferece 100% de certeza. A Reprodução Assistida é uma possibilidade, não uma certeza. É um tratamento de meio, não de fim.

A Reprodução Assistida engorda?

Os hormônios usados nas técnicas de Reprodução Assistida podem provocar inchaço e retenção de líquidos. Mas isso não ultrapassa um quilo.

O que engorda é a ansiedade. As pacientes envolvidas nos processos de Reprodução Assistida costumam ficar ansiosas e tentam aliviar a ansiedade comendo, principalmente chocolate.

Existe um limite de idade para tentar a fertilização in Vitro?

No Brasil, sim. Em nosso país é permitido que uma mulher tente engravidar por Reprodução Assistida até a idade máxima de 50 anos. Acima dessa idade, somente com autorização do Conselho Federal de Medicina.

Qual o valor de tratamento de Reprodução Assistida?

Não existe resposta precisa para a questão. Os valores variam de acordo com a complexidade dos tratamentos, das medicações utilizadas e do laboratório onde será realizado.

Como é feito o congelamento de óvulos?

O congelamento de óvulos é feito por um processo chamado Vitrificação, um congelamento ultrarrápido. São congelados em estruturas chamadas palhetas, em tanques de nitrogênio.

Existe um tempo máximo para que os óvulos possam ficar congelados?

Não existe. Os óvulos podem ficar congelados indefinidamente.

As chances de gravidez diminuem quanto mais tempo eu esperar para utilizar meus óvulos congelados?

Não, pelo contrário. No congelamento de óvulos, preservamos as chances de gravidez da idade em que os óvulos foram congelados, ou seja, uma mulher de 43 anos que utiliza seus óvulos criopreservados de 35 anos terá a chance de uma mulher de 35 anos de engravidar.

O que acontece com os embriões que não são utilizados nos processos de Reprodução Assistida?

Os embriões não utilizados são congelados com a Vitrificação, mesma tecnologia usada no congelamento dos óvulos. Os embriões ficam congelados em nitrogênio líquido e podem permanecer congelados para a vida toda.

Após três anos, se o casal quiser, é possível descartar os embriões congelados.

Há limite de tentativas para a Fertilização in Vitro?

Não há limite. O número de tentativas depende da causa da infertilidade, da orientação médica, dos resultados das fertilizações prévias e da capacidade do casal em lidar com resultados adversos.

Posso doar os óvulos que não usarei para alguém da família?

A doação é sigilosa.

A doação de óvulos é utilizada no processo de ovodoação, no entanto a doação é anônima: a doadora não conhece a receptora e vice-versa.

O processo de ovodoação é uma excelente alternativa para mulheres mais velhas, para aquelas que tiveram menopausa precoce ou múltiplas falhas de Fertilização *in Vitro*. As chances de sucesso são animadoras porque as doadoras de óvulos são mulheres jovens, com menos de 34 anos e têm óvulos com potencial reprodutivo.

A doação de óvulos no Brasil não pode ter caráter comercial. Normalmente quem doa são mulheres mais jovens que estão sendo submetidas a tratamentos de Fertilização *in Vitro* e a causa da infertilidade não esteja relacionada à qualidade e ao número de óvulos. Como nessa fase elas ainda têm muitos óvulos, podem doar parte deles para outro casal, compartilhando o tratamento do ponto de vista financeiro.

Caso uma mulher congele seus óvulos e não tenha mais a intenção de mantê-los congelados, ela pode descartá-los, doá-los para pesquisa ou a outro casal.

Espero ter contribuído para sanar as principais dúvidas sobre a Reprodução Assistida.

CAPÍTULO 8

> **Paternidade no congelador. Mês após mês, o mesmo roteiro: esperança seguida de decepção. A desilusão vermelha.**

"E você, não tem filhos?"

*E*ssa é a pergunta que mais temia escutar quando estava em alguma reunião social. Meu nome é Luiz Carlos, tenho 54 anos, sou engenheiro civil.

Embora este livro seja sobre maternidade, senti-me à vontade para participar dele. Há sempre uma paternidade congelada ao lado de uma maternidade congelada.

Exerço a profissão que amo. Desde criança, eu queria ser engenheiro. Quando passava por uma ponte ou um arranha-céu, ficava fascinado com a grandeza da obra e me interessava em saber quem estava por trás daquelas realizações.

Estudei em uma ótima faculdade pública. Fui um aluno dedicado e obtive boas notas. Fiz estágio e consegui o meu primeiro emprego. Não tive dificuldades para me destacar na empresa. Fui promovido e minha carreira estava em franca ascensão.

Nessa época conheci uma garota maravilhosa. Linda, inteligente, falante e cheia de atitude. Era impossível não se apaixonar por ela. E me apaixonei. Eu e todos os homens que a conheciam.

Laura. Uma linda morena, de olhos claros e sorriso

magnético. Não sei se eu estava apaixonado ou hipnotizado por tamanha beleza e charme irresistível.

Nunca achei que tivesse chance com ela. Todos os homens queriam conquistá-la. Mas a vida e Laura sorriram para mim. Honestamente até hoje não sei o que aquela garota encantadora viu em mim. Mas o fato é que nos conhecemos cada vez mais e o que parecia um sonho aconteceu: Laura se apaixonou por mim.

Não quero parecer arrogante, porém minha vida era invejável. Eu trabalhava no que gostava, era bem-sucedido financeiramente e namorava a mulher mais irresistível que existia. O que mais eu podia querer?

Eu queria uma família. Queria me casar e ter filhos. Pensava que esse era o objetivo de todas as pessoas. Mas não era. Pelo menos, não era o objetivo de Laura.

Ela sempre foi uma mulher livre e autêntica. Nunca escondeu o que pensava nem o que sentia. Nas nossas conversas, ela falava em casamento, mas deixava claro que não queria ser mãe: "Ser mãe é uma vocação, igual ser freira. É um sacerdócio. Nem toda mulher nasceu para ser freira. Nem toda mulher nasceu para ser mãe. Eu não nasci com vocação para ser nenhuma das duas".

Essa é Laura. Mais direta impossível. Aquele discurso me causava estranheza. Qual mulher não sonha ter filhos? Apostava que depois de nos casarmos, ela mudaria de ideia. Esperava que o relógio biológico de Laura a avisaria da vontade de ser mãe.

A cerimônia do nosso casamento foi inesquecível. Laura extrapolou o direito de ser bela. Nunca houve nem nunca haverá uma noiva com uma beleza tão perfeita quanto a de Laura. Ela parecia uma pintura assinada por Renoir.

Se existia um casal feliz no mundo, éramos nós.

Viajávamos, divertíamo-nos, assistíamos a bons espetáculos, jantávamos em lugares bacanas. Só nós dois.

Com o tempo, comecei a achar isso um problema. Éramos dois apenas. Queria ter um filho, uma criança que fosse gerada por duas pessoas que se amavam e podiam fazê-la feliz.

Toda vez que eu tocava no assunto de gravidez, Laura desconversava e soltava uma piada. Eu levava numa boa. Continuei insistindo no tema, até que um dia ela explodiu: "— Para de falar nisso! Eu não quero engravidar! Luiz, eu amo você e amo nossa vida do jeito que ela está. Não quero ser mãe e avisei sobre isso desde que a gente namorava".

Laura estava irredutível. Não parecia disposta a reconsiderar o assunto. Fiquei abalado, embora não pudesse negar que ela nunca havia mentido para mim. Cheguei até a pensar em separação. Mas eu amava Laura e sabia que ela também me amava. Continuamos juntos, mas sentia nossa felicidade incompleta. Faltava uma criança. Um filho. Alguém para usufruir de tanto amor.

Dois anos depois, Letícia, irmã da Laura, engravidou. Laura curtiu a gravidez da irmã e o nascimento do nosso primeiro sobrinho: Theo, que foi paparicado. Laura se revelou ótima tia. Tinha jeito com crianças. Isso fazia aumentar ainda mais meu desejo de ter um bebê. Achava um desperdício ela não ser mãe.

O pai do Theo se mostrou um sujeito não muito legal. Ele e Letícia se separaram. Depois disso, o rapaz ficou cada vez mais distante do filho. Só fazia o mínimo que a lei exigia para não ser preso. Na separação, ele se separou mais do filho do que da esposa. Um tempo depois, o sujeito foi morar na Austrália.

No dia seguinte do aniversário de dois anos do Theo,

aconteceu uma fatalidade. Letícia foi atropelada quando saía da escola em que trabalhava. O acidente foi grave.

Letícia ficou seis meses internada. Demorou mais seis para voltar a andar. Nesse período, Theo foi morar com a gente. Um ano convivendo com um menino esperto, simpático, danado e amoroso. Essa convivência só fez aumentar o desejo de ter um filho. Laura se revelou ótima tia/mãe.

Theo voltou para a casa da mãe. Laura e eu, mesmo sem ter filhos, sentimos a síndrome do ninho vazio. A casa ficou silenciosa demais e nossa rotina revelou-se monótona.

Um dia, enquanto tomávamos café da manhã, Laura olhou-me e disse: "— Eu topo!".

Eu, sem entender, perguntei: "— Topa o quê?".

Ela respondeu: "— Topo engravidar. Decidi que quero ser mãe".

Se houvesse uma eleição naquele momento para escolher o homem mais feliz do mundo, só era saber quem seria o segundo colocado, porque eu ocuparia o primeiro lugar.

Theo conseguiu fazer em um ano o que eu não consegui fazer em 7 anos de casado.

Começamos a tentar. O primeiro mês foi cercado de imensa expectativa, seguida de igual decepção quando a natureza, em tom escarlate, mandou seu recado de que não havia ocorrido fecundação. Mês após mês, o mesmo roteiro: esperança seguida de decepção. A desilusão vermelha.

Eu achava que o mais difícil era Laura mudar de ideia. O mais difícil era lidar com o fato de não conseguirmos engravidar. Durou um ano o ciclo de achar que no mês seguinte as coisas seriam diferentes. Após 12 meses, decidimos procurar ajuda médica.

Fizemos vários exames. Nossos corpos foram analisados detalhadamente. Nada escapou. Parecia que Laura *e eu estávamos participando do CSI Corpo Humano.*

O médico que estava acompanhado nosso caso nos explicou o fator da nossa infertilidade ser a idade de Laura. Ela estava com 38 anos. O profissional apontou vários caminhos. Optamos pela Fertilização in Vitro.

Houve três tentativas. A primeira parecia que havia dado certo. Laura se entusiasmou com a possibilidade e comprou roupinha do bebê. Infelizmente não houve fecundação. Acordei de madrugada com Laura chorando. Não sabia mais como consolá-la.

Eu também estava arrasado, entretanto não queria demonstrar minha tristeza para Laura. Machista, quis dar uma de durão e fingi que eu estava bem. Mentira. Estava sofrendo muito. As pessoas pensam na dor que a mulher sente ao não conseguir engravidar. E realmente as mulheres precisam de apoio. Mas os homens também sofrem. A paternidade parecia que não queria ser minha amiga.

Eu dissimulava. Aparentava uma força que não tinha. Fingia não ser dor a que eu sentia. Sofri calado. Ganhei uma úlcera como prêmio por não extravasar minha dor.

A segunda tentativa foi negativa. Mais sofrimento. Tomamos a decisão que tentaríamos apenas mais uma vez. Se não desse certo, desistiríamos de ter um filho.

Depois de alguns meses, houve a terceira tentativa. Estávamos apreensivos. Sabíamos que não haveria meio-termo. Ou sairíamos felizes ou aquele consultório seria o cemitério do nosso sonho.

O médico nos mostrou o exame. O resultado? A terceira tentativa está sentada no meu colo agora, enquanto enxugo as lágrimas que caem no teclado do computador. Júlia. Aquela que tirou a minha paternidade do congelador.

* * *

Maternidade no congelador

Não podia deixar de publicar o comovente relato de um pai. Muitas vezes nos esquecemos de que a maternidade é uma experiência a dois. O pai também passa por um período de "luto" quando a gravidez não acontece.

O apoio deve ser mútuo entre o casal. A dor e a felicidade devem ser compartilhadas.

CAPÍTULO 9

> **Continuo acreditando que toda forma de amor vale a pena.**

Dra. Ana Lúcia Beltrame

eninos vestem azul, meninas vestem rosa. Essa frase é o resumo de uma ideologia. Reflete a ideia de que homens e mulheres nascem com seus papéis sociais e biológicos definidos.

Não penso assim. A pessoa pode ser quem ela quiser. A pessoa tem que ser quem ela se descobrir.

Eu nasci Gisele. Sempre fui uma menina que preferia azul. Era um menino no corpo de uma menina.

Apaixonei-me por uma garota chamada Manuela. Era a primeira experiência homoafetiva dela. Nosso relacionamento foi amadurecendo. Conversávamos sobre a possibilidade de termos um filho. Pensamos em adoção, mas Manuela gostaria de ter um filho biológico.

Temíamos a reação das nossas famílias, porém a aceitação foi surpreendente. Apoiaram nosso desejo de termos um bebê. Infelizmente, sei que somos exceção. A maioria de casais homossexuais não recebe o apoio da família quando decide engravidar. Foi um privilégio nosso.

Procuramos ajuda médica. Manuela gostaria de gerar um óvulo meu, entretanto descobrimos que isso não era permitido no Brasil. A doadora do óvulo não poderia conhecer a receptora.

(Atualmente, de acordo com a Nova Resolução do Conselho Federal de Medicina RESOLUÇÃO CFM nº 2.168/2017, as regras foram modificadas).

É permitido o uso das técnicas de RA para relacionamentos homoafetivos e pessoas solteiras, respeitado o direito à objeção de consciência por parte do médico.

É permitida a gestação compartilhada em união homoafetiva feminina em que não exista infertilidade. Considera-se gestação compartilhada a situação em que o embrião obtido a partir da fecundação do(s) oócito(s) de uma mulher é transferido para o útero de sua parceira.

Decidimos que faríamos uma Fertilização in Vitro. Recorremos a um banco de sêmen, em busca de doadores que tivessem características físicas semelhantes às minhas.

Manuela engravidou de primeira, contudo a gravidez foi cheia de complicações. Descobrimos que a bebê tinha síndrome da hipoplasia do coração esquerdo, além de agenesia renal. Nossa bebê era incompatível com a vida. Passamos pela traumatizante experiência de um aborto.

Um ano depois, procuramos ajuda médica. Queríamos tentar de novo. Deixamos o medo de lado e corremos atrás do nosso sonho.

Dessa vez deu tudo certo. Nasceu Isabela, nossa linda filhinha.

Isabela tem mais semelhança física com a minha família do que com da Manuela. Coisas que a ciência não explica.

Sempre fui presente na vida da minha filha. Eu me apresentava como Pama, uma mistura de pai com mãe. Porém, Isabela nunca me chamou assim. Sempre me chamou de pai. Em situações em que estávamos eu e Isabela, sem a presença da Manuela, as pessoas se referiam a mim como mãe dela. Quando estava presente, Isabela corrigia: "É pama".

Isabela nunca estranhou a situação. Ao contrário, encarava-a com naturalidade.

Não consegui registrar Isabela como minha filha. O juiz exigiu que eu tivesse vínculos biológicos com ela. Obviamente eu não tinha, já que os óvulos não eram meus. Enviei toda a documentação provando que Isabela não tinha pai, que havia sido gerada por Fertilização in Vitro. O pai era eu.

O juiz indeferiu o pedido para registrar Isabela como minha filha. Na certidão de nascimento dela, só constava o nome da mãe.

Do nascimento da Isabela para cá, muita coisa mudou na minha vida. Mudanças importantes e definitivas.

Agora, vou me apresentar novamente. Meu nome é Gustavo. Aos trinta anos, descobri-me transexual. Eu e Manuela nos separamos. Entendi que Manuela sempre foi heterossexual. E eu também. Isso explica o fato dela ter se apaixonado por mim. Manuela casou-se novamente, com um rapaz. Eu estou noivo de uma garota.

Fiz dois anos de terapia antes de começar a repor os hormônios masculinos. Hoje minha aparência espelha quem eu sou. Um homem.

Consegui colocar nome na certidão da Isabela: Manuela e Gustavo como filiação. A única dificuldade com Isabela em relação à mudança é ao meu nome. Como minha mãe e minha ex-esposa insistem em me chamar de Gisele, minha filha ainda se confunde e me chama pelo meu nome antigo.

Nunca tive problemas com a educação da Isabela. Continuo sendo um pai presente. Busco e a levo na escolinha alguns dias na semana.

A aceitação das pessoas tem sido positiva. Percebo um compreensível estranhamento inicial, porém sem a carga de julgamento. Minha noiva não tem filhos. Pretendemos engravidar. Se tudo der certo, Isabela terá um irmão ou uma irmã.

Minha vida mudou, mas nunca mudou o que eu sinto pela minha filha.

Continuo amando e defendendo o amor.

Continuo acreditando que toda forma de amor vale a pena.

* * *

Tenho notado que a aceitação social em relação a casais homoafetivos está aumentando.

A sociedade está evoluindo e compreendendo que há muitas possíveis configurações familiares. A diversidade tem conquistado espaço.

O preconceito e a discriminação têm cedido, paulatinamente, lugar à compreensão e ao respeito mútuo. Ainda está longe do ideal, porém tem avançado.

Em 2017, segundo o IBGE, foram registrados cerca de 5.900 casamentos homoafetivos no Brasil.

Segundo a Arpen (Associação dos Registradores de Pessoas Naturais) houve aumento de 25% nos casamentos de LGBTs no Brasil, de janeiro a outubro de 2018, em comparação com o mesmo período de 2017.

A permissão para casais do mesmo sexo realizar o sonho de ter um filho é possível no Brasil desde 2015, quando uma resolução do Conselho Federal de Medicina autorizou a realização de Fertilização *in Vitro*, independentemente da orientação sexual do casal.

Atendo muitos casais homoafetivos no meu consultório, sendo a maioria do sexo feminino. As técnicas de reprodução humana utilizadas para casais homoafetivos do sexo feminino são a inseminação intrauterina ou Fertilização *in Vitro*. O casal, entretanto, precisa de um doador de sêmen. É necessário recorrer a bancos de sêmen, já que é não é permitido, pela legislação brasileira, que o doador de sêmen conheça a receptora.

Não posso deixar de aconselhar os transexuais na possibilidade de preservar sua fertilidade antes do uso de hormônios e/ou remoção das gônadas. No caso específico dos transexuais masculinos, os efeitos da exposição prolongada dos ovários à testosterona não são bem conhecidos. Há relatos de gestação após a descontinuação do seu uso, no entanto a preservação da fertilidade deve ser ofertada a esses pacientes antes da hormonioterapia.

CAPÍTULO 10

> **Passado o choque inicial, tentei organizar meus pensamentos. E o primeiro deles foi: eu preciso viver.**

Em setembro de 2017, um dia antes de eu completar 33 anos, recebi o seguinte diagnóstico: Carcinoma ductal invasivo grau 3. Câncer de mama. Meu nome é Fernanda e, antes de receber a terrível notícia, eu e meu marido havíamos decidido que havia chegado a hora de termos um filho.

O primeiro momento após ouvir que estava com câncer foi assustador. Eu estava realizando exames de rotina para engravidar e uma frase com seis palavras mudou os meus planos: "Você está com câncer de mama".

No dia seguinte, para todo mundo que me ligava me parabenizando pelo meu aniversário, eu explicava o motivo da minha alegria característica ter dado lugar àquela voz de tristeza. Contei o que estava acontecendo.

A clássica metáfora que ao receber uma notícia impactante é como se o chão se abrisse é totalmente verdadeira. Foi assim que me senti. Sem chão. Passado o choque inicial, tentei organizar meus pensamentos. E o primeiro deles foi: "Eu preciso viver".

Na época estava morando em Cuiabá, Mato Grosso. Conversando com meu marido, decidimos que faria o tratamento em São Paulo, cidade na qual eu e meu marido já havíamos morado. Quis saber tudo sobre minha *doença. Precisava saber tudo sobre o inimigo que estava no meu peito.*

Os médicos me disseram que o tumor era agressivo, mas minha idade e meu estilo de vida saudável eram meus aliados. Não havia histórico de câncer na minha família. Com todas as informações sobre a doença e as possibilidades de tratamento, tomei uma decisão: lutaria pela vida; queria viver.

Comecei o primeiro ciclo da quimioterapia. Paralelo à quimioterapia, procurei ajuda de uma psicóloga. Como psicóloga, sei o quanto o acompanhamento terapêutico é importante. Também me apeguei à minha fé.

O apoio dos amigos e da família também me ajudou a atravessar o período de turbulência. Meu marido colocou em prática a promessa de ficar comigo na saúde e na doença. Ele me acompanhou em todas as etapas de tratamento. Pediu demissão do emprego que tinha em Cuiabá e seguiu para São Paulo.

Com a quimioterapia, o tumor diminuiu. Ficou apenas um residual. Fiz uma cirurgia para a retirada das duas mamas. A direita, que era a que estava com câncer e a esquerda, de forma preventiva. Saí da cirurgia com as próteses, com as mamas reconstituídas.

Fui submetida à radioterapia e à quimioterapia oral. Agora, faço o controle. A cada três meses, passo por consultas clínicas e realizo exames de imagem.

Antes de começar a fazer a quimioterapia, procurei uma médica ginecologista especialista em Reprodução Assistida e também um Mastologista. Decidimos que eu faria o congelamento dos óvulos para evitar que a agressividade do tratamento contra o câncer destruísse meu sonho de ser mãe.

Depois de dois anos da descoberta do câncer, se tudo desse certo, tentaria engravidar. Faltava pouco. Meus planos de vida foram adiados, não cancelados. Lutei e luto pela vida. E tenho saído vitoriosa. Quero ser mãe. Quero agradecer pela minha vida gerando outra vida.

Ter câncer não é uma escolha. Ele é um invasor. Contudo, a forma de encarar a doença é uma escolha pessoal. Em todos os momentos procurei atravessar o difícil processo da forma mais leve possível. A forma de enfrentamento da doença faz diferença. Ninguém permanece a mesma pessoa. Sou outra Fernanda. Mais humana e consciente do valor da vida. Sigo sonhando com a maternidade. Em breve, se Deus quiser, serei mãe do Francisco ou da Luisa. Ou dos dois.

* * *

Atendo muitas mulheres que vão ao meu consultório com um misto de sensações. Estão aflitas porque receberam o diagnóstico de algum tipo de câncer, mas ao mesmo tempo esperançosas pelo tipo de câncer ter cura. Elas me procuram para fazer a preservação da fertilidade. Querem congelar os óvulos para, encerrado o tratamento contra o câncer, retomar o sonho da gravidez.

Não é fácil receber o diagnóstico de câncer. Mas o avanço da medicina tem proporcionado a possibilidade de tratamento e cura para muitos tipos de câncer. E a esperança de engravidar contribui para que as mulheres lutem com mais afinco contra a doença.

Além da história da Fernanda, a da Rosana nos diz muito sobre a importância da persistência.

* * *

Maternidade no congelador

M eu nome é Rosana. Quando eu tinha 33 anos e Paulo, meu marido, 40, decidimos ter um filho. Achamos que seria simples, porém estávamos enganados.

Meu marido descobriu que estava com câncer na tireoide. Por esse motivo, demos uma pausa no nosso plano de gravidez para cuidar da saúde dele. O tratamento com iodoterapia feito pelo Paulo impediu qualquer tentativa de gravidez por 12 meses.

Depois de um ano do tratamento, voltamos ao nosso sonho de ter um bebê. Um dos exames assinalou que meu marido estava com azoospermia, ele não possuía espermatozoides vivos. É impossível descrever o impacto que a notícia teve sobre nossa vida.

Eu e meu marido costumamos brincar dizendo que nos tornamos PHD em tratamentos de fertilidade, tal a quantidade de tratamentos aos quais nos submetemos.

Dois anos após o câncer de tireoide e do tratamento, Paulo voltou a produzir espermatozoides vivos. A esperança de termos um filho renasceu. Porém, em 2013, outra má notícia. Ele descobriu outro câncer: um tumor no rim direito. Novamente suspendemos nossos planos de engravidar para que ele pudesse se tratar.

Um ano após o tratamento do segundo câncer,

voltamos a sonhar em ter nosso filho. Pensamos que agora as coisas seriam mais fáceis, no entanto facilidade foi tudo que não teve no nosso caso.

Foram nove anos de luta. Quase uma década. Fizemos 10 Fertilizações in Vitro. Tive uma gravidez ectópica (nas trompas) e perdi uma trompa. Três meses depois dessa gestação, engravidei, porém tive um aborto espontâneo.

Eu e meu marido decidimos recorrer a bancos de sêmen tanto no Brasil como no exterior. Devido ao histórico dele e da família com casos de câncer, entendemos que seria a melhor decisão. Não queríamos correr o risco que nosso bebê tivesse a mesma herança genética ligada aos tumores. Meu marido, em nenhum momento, mostrou-se resistente. O sonho de ser pai era maior do que qualquer preconceito machista. Entretanto, não obtivemos sucesso.

Quando fiz 40 anos, em uma das fertilizações, a médica detectou que meus óvulos estavam perdendo qualidade e quantidade. A gravidez ficava cada vez mais distante. A frustração era minha companheira fiel.

O desgaste foi múltiplo. Físico, mental, financeiro e emocional. Pensei em renunciar ao meu sonho de ser mãe. Paulo e eu decidimos não fazer mais nenhum tratamento para engravidar.

Resolvemos viajar. Como somos católicos praticantes, fomos a Portugal, visitamos Fátima para agradecer Nossa Senhora pela cura de Paulo. Na noite em que passamos lá tive um sonho, cuja mensagem foi: não desista de engravidar.

Voltando ao Brasil, procurei minha médica. Devido à minha situação clínica e a do meu marido, só havia duas possibilidades de termos um filho: adoção ou ovodoação compartilhada. Optamos pela ovodoação, que

Maternidade no congelador

numa linguagem simples é o ato de uma mulher doar seus óvulos para que outra realize o sonho de ser mãe.

Minha médica me explicou que não é fácil conseguir uma doadora de óvulos, por ser ainda um tema tabu. Estava ciente de que não havia prazo para que a doação acontecesse. No entanto, quinze dias depois, minha médica me ligou: "— Rosana, não sei como isso aconteceu, mas tem uma doadora exatamente com o seu perfil".

Para alguns, mera coincidência; para mim, milagre. Intervenção direta da minha fé e da minha ida à Fátima.

A Fertilização in Vitro foi realizada. Um tempo depois, o exame de sangue indicava que eu estava grávida. Meu medo de uma nova frustração era tão grande que não vibrei. Tive medo de comemorar e, mais uma vez, ficar decepcionada.

Era bom demais para ser verdade. Só acreditaria que estivesse tudo bem depois do ultrassom e de ouvir o coração do bebê bater. Fiquei receosa durante a gravidez. Só acreditei que tudo tinha dado certo depois que Thaís nasceu. Não sabia mais o que era receber uma boa notícia sem me decepcionar em seguida.

Thaís nasceu. Minha filha, minha esperança renascida.

Minha gravidez não foi fácil. Fiquei de repouso absoluto. Desacelerei para me preparar para receber Thaís. Costumo dizer que Deus não demora, Ele capricha. Quando Thaís fizer um ano, voltarei para Portugal, para o Santuário de Fátima, para agradecer pela minha filha.

Minha família e meus amigos não sabem que nosso bebê foi resultado da doação de um óvulo que foi fecundado com o espermatozoide de um banco de sêmen. Evitamos possível rejeição, fruto da ignorância e do preconceito à nossa Thaís, que é nossa filha e ponto final.

Filha resultado do nosso amor, da nossa fé e da nossa luta para ser feliz.

Nossa pequena Thaís nos lembra de que não podemos desistir da felicidade.

* * *

Pedi um depoimento sobre tratamento oncológico em mulheres grávidas para um colega que respeito muito, Dr. Rafael Aron Schmerling, oncologista clínico do Hospital Beneficência Portuguesa e presidente do Grupo Brasileiro de Melanoma.

* * *

Quando recebo uma paciente grávida que está com câncer é sempre uma situação dramática. Passo a cuidar de duas vidas, não apenas de uma. Quando o tumor é operável, temos que discutir sobre qual o melhor momento para a cirurgia, qual o momento mais seguro para o bebê. É possível até, em alguns tipos como câncer de mama e com algumas drogas específicas, fazer quimioterapia na mãe sem que o bebê sofra as consequências.

Ao atender mulheres que possuem a chance de serem curadas do câncer e manifestam o interesse de ter um filho, recomendo que haja a preservação da maternidade, com o congelamento dos óvulos. Quando isso acontece, o resultado é que uma mulher que estava se sentindo ameaçada de perder a vida ganha nova perspectiva. A possibilidade de cura renova a esperança da pessoa e faz com que o sonho da maternidade não seja descartado.

Atendi uma paciente que estava com câncer e fazia tratamento com imunoterapia, um medicamento que não é compatível com a gravidez. Ela engravidou durante o tratamento e, em algum momento do processo, teve que escolher se pararia de tomar o remédio ou se faria aborto. A paciente decidiu parar de tomar o remédio, com o risco de a doença aumentar para preservar a vida da criança. Felizmente, a doença ficou estabilizada e a linda bebê nasceu saudável. Nem todas as histórias possuem final feliz, mas cada história serve de combustível para continuarmos tratando da saúde das pacientes para que momentos assim sejam mais frequentes.

CAPÍTULO II

> **Minha vida não teria sentido se eu não fosse médica. Medicina não é uma profissão, é um estilo de vida.**

Dra. Ana Lúcia Beltrame

"Os dois dias mais importantes da sua vida são: o dia em que você nasceu e o dia em que você descobre o porquê."

A frase do escritor americano Mark Twain mostra que descobrir a razão da sua existência e encontrar o motivo do seu nascimento é determinante para uma vida com propósito.

Nunca tive dúvidas sobre minha vocação. Desde criança eu já sabia. A medicina sempre foi uma certeza. Nunca me imaginei sendo outra coisa. Minha vida não teria sentido se eu não fosse médica. Acho que é isso que chamam de vocação. Cedo descobri para que nasci: ser médica.

Nasci em São Paulo, numa família de classe média. Meu pai Edgar fez faculdade de Direito, adulto, depois de casado. Minha mãe Suely completou o Ensino Médio. Meu pai sempre me incentivou a escolher uma profissão da qual gostasse, aconselhava-me a ser uma profissional dedicada para que não dependesse de marido. Um conselho cheio de amor e sabedoria. Fui criada para ser independente.

Embora não fôssemos ricos, meus pais sempre se esforçaram para que eu e meu irmão estudássemos em bons colégios. A educação é o maior legado que meu pai deixou para os filhos.

Maternidade no congelador

Sempre fui uma aluna aplicada. Passei no Vestibular da Escola Paulista de Medicina. No sexto ano de Medicina, fiz a prova de Residência e fui aprovada no HC (Hospital das Clínicas).

Fazendo Residência no HC, conheci meu marido Fred, que também fazia Ginecologia. Começamos a namorar e, oito meses depois, nos casamos. Depois de quatro anos, nasceu Rafael, nosso primeiro filho. Três anos depois do Rafael, nasceu Guilherme, nosso segundo filho. Fred também estudou Radiologia. Hoje é radiologista focado na saúde da mulher e trabalha comigo na clínica.

Quase concluindo minha Residência, um encontro definiu os rumos da minha carreira. Eu parei meu carro no estacionamento do HC e, no elevador, havia um professor de Endocrinologia com o qual tive aula um tempo antes. Ele me reconheceu e começamos uma conversa despretensiosa, típica de elevador.

— Você já escolheu o que vai fazer? – perguntou ele.

— Pensei em fazer Reprodução Humana, mas está um pouco complicado...

— Eu tenho um amigo que pode ajudar.

— Sério?

— Meu amigo tem uma clínica e está precisando de alguém para ajudá-lo. Você tem interesse?

— Claro! Mas eu ainda estou terminado a Residência. Não tenho tempo...

— Deixe seu telefone. Quando você terminar a Residência, ligo.

Bem atrevida e cara de pau, respondi:

— Tudo bem! Deixarei meu número com você, mas eu vou anotar seu telefone também. Se não me ligar, telefono.

Ele riu e me deu o cartão dele.

Acabou minha Residência e o médico não me ligou. Então, liguei para ele.

— Doutor, lembra-se de mim? Eu já concluí minha Residência. Você pode me indicar para o seu amigo?

Atencioso, o médico indicou seu amigo, o qual ligou me convidando para trabalhar com ele na clínica em que era o responsável. Foram seis anos de aprendizado diário com alguém que era perito em Reprodução Humana. Foi uma experiência marcante para minha vida e minha carreira. Depois trabalhei em outra clínica até abrir minha.

Amo fazer o que faço. É um trabalho árduo, desgastante, porém cada paciente que trato, cada mulher que ajudo a realizar o sonho de ser mãe compensa o esforço.

Tornei-me uma médica melhor depois que fui mãe.

Meus pais sempre gostaram de ajudar e cuidar das pessoas. Talvez tenha vindo daí minha influência mais direta para ser médica. Vocação para ajudar e cuidar. Minha mãe nasceu para cuidar, para ser mãe. Ela é a mulher mais maternal do mundo. Escolhi lidar com mulheres, especialmente com mães, influenciada pela minha mãe.

D. Suely é mãe em tempo integral. Não só de mim e do meu irmão, mas de todo mundo que precisa de mãe.

Tivemos uma funcionária que trabalhava na casa dos meus pais. Não demorou para minha mãe se tornar mãe dela. Ela trabalhou muitos anos conosco e voltou para a cidade natal. Engravidou e teve Natália. Minha mãe continuou mantendo contato com ela, mesmo na época pré-*internet*. Minha mãe percebeu que ela não estava bem e resolveu que traria mãe e filha, ainda bebê, para morar conosco novamente. Um tempo depois, a mãe da Natália morreu, porém a criança não ficou sem mãe. Enquanto Suely estiver por perto, ninguém ficará sem mãe. Minha mãe acolheu

Natália como filha. Meus pais cuidaram dela. Ela continuou morando com eles. Há pouco tempo, Natália concluiu a faculdade de Enfermagem.

Que orgulho sentimos de Natália! Que orgulho sinto de minha mãe!

Este livro é uma homenagem às mulheres que são mães, que escolheram ser mães, que lutaram para se tornar mães, que são as melhores mães que conseguem ser, que geraram no ventre e no coração. Enfim, uma homenagem à minha mãe, que continua me inspirando a ser mãe e uma pessoa melhor a cada dia.

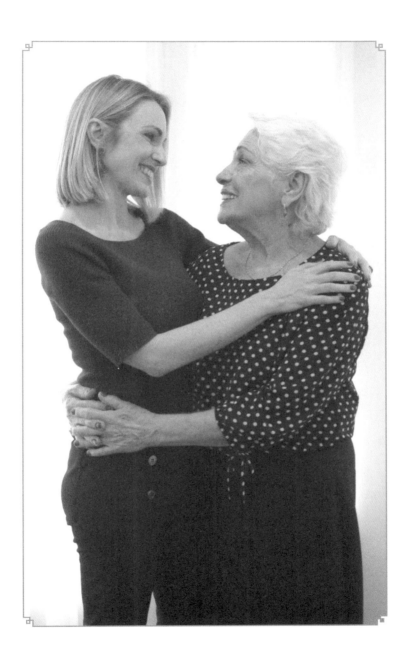

Maternidade no congelador foi composto com
as famílias tipográficas Niramit e Tally Text.

Livro impresso em papel offset pela gráfica
Impressul, em fevereiro de 2020.